Exame das Funções Mentais
UM GUIA | 3ª Edição

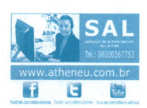

Exame das Funções Mentais

UM GUIA | 3ª Edição

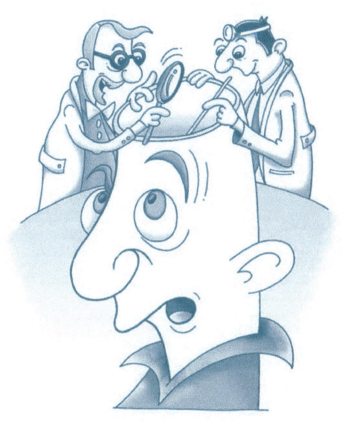

Marcos de Jesus Nogueira - Coordenador

Mariana Azeredo Laurini | Mariana Giannechini Ferrari Smirni
Marina Baroni Borghi | Marta Lima de Azeredo Laurini
Ricardo de Carvalho Nogueira

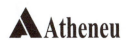

EDITORA ATHENEU

São Paulo — Rua Jesuíno Pascoal, 30
Tel.: (11) 2858-8750
Fax: (11) 2858-8766
E-mail: atheneu@atheneu.com.br

Rio de Janeiro — Rua Bambina, 74
Tel.: (21)3094-1295
Fax: (21)3094-1284
E-mail: atheneu@atheneu.com.br

Belo Horizonte — Rua Domingos Vieira, 319 — conj. 1.104

CAPA: Paulo Verardo

PRODUÇÃO EDITORIAL: Fernando Palermo

CIP-BRASIL. CATALOGAÇÃO NA PUBLICAÇÃO
SINDICATO NACIONAL DOS EDITORES DE LIVROS, RJ

E96
3. ed.

Exame das funções mentais : um guia / Marcos de Jesus Nogueira. - 3. ed. - Rio
de Janeiro : Atheneu, 2017.

il. ; 24 cm.

Inclui bibliografia
ISBN 978-85-388-0761-2

1. Psiquiatria. I. Título.

16-37579

CDD: 616.89
CDU: 616.89

04/11/2016   07/11/2016

NOGUEIRA, M. J.; LAURINI, M. A.; SMIRNI, M. G. F.; BORGHI, M. B.; LAURINI, M. L. A; NOGUEIRA, R. C.
Exames das Funções Mentais – Um Guia – 3ª Edição

© EDITORA ATHENEU
São Paulo, Rio de Janeiro, Belo Horizonte, 2017.

AUTORES

Marcos de Jesus Nogueira

- **Médico Psiquiatra**
  - Coordenador do Núcleo de Estudos da Conduta Humana (NECH) de Araraquara-SP

Mariana Azeredo Laurini

- **Psicóloga Psicoterapeuta**

Mariana Giannechini Ferrari Smirni

- **Psicóloga Clínica**
  - Especialização em Psicanálise Infantil

Marina Baroni Borghi

- **Psicóloga Clínica**
  - Especialização em Psicologia Clínica Fenomenológica Existencial

Marta Lima de Azeredo Laurini

- **Psicóloga Clínica**
  - Especialização em Psicologia Clínica, Relacionamentos Conjugais e Fenomenológica Existencial

Ricardo de Carvalho Nogueira

- **Médico Assistente da Clínica Neurológica do Hospital das Clínicas da Faculdade de Medicina da Universidade de São Paulo – FMUSP**
  - Doutor em Neurologia pela FMUSP

Agradecemos aos nossos
pacientes, professores
e parceiros.

APRESENTAÇÃO

O contato que tivemos com os grandes mestres da psiquiatria brasileira, como J. Leme Lopes, Carvalhal Ribas, Clóvis Martins, Carol Sonenreich, M. Chalub, Vaz Arruda, Othon Bastos, Romildo Bueno, Del Porto e outros estimulou-nos muito para o aprendizado da psicopatologia, da psiquiatria e da psicologia, assim como o convívio em nossa escola com Enzo Azzi, Paulo Fraletti, Aníbal Silveira, E. Carlini, Átila Ferreira Vaz, Carlos Roberto Hojaij e outros nos incentivava ao exame contínuo e dedicado de pacientes no Hospital do Juqueri, em Franco da Rocha; este apreço por estas disciplinas já vinha dos primeiros anos de nossa formação médica, marcados que fomos pela frase do nosso saudoso professor de propedêutica médica Dr. Gianonni: "Palpa melhor quem palpa mais", em suas aulas na Faculdade de Medicina da Santa Casa de São Paulo.

Estes fatos e nossa atividade didática nos incitaram a propor este guia como um subsídio preliminar para os estudantes e profissionais no estudo da semiologia psiquiátrica, visando a abordagem dos conceitos gerais e as questões práticas do exame das funções mentais, sem a pretensão de nos estendermos nas abordagens teóricas e doutrinárias que a psicopatologia geral oferece, e já bem estudadas na bibliografia nacional por grandes autores, como Nobre de Melo, Paim, Sá Miranda e Dalgalarrondo, leituras importantes para o aprofundamento do estudo, assim como os grandes clássicos da psicopatologia geral desde seu grande precursor, o mestre Karl Jaspers, e os grandes professores da história da Psiquiatria – E. Kraepelin, E. Breuler, Carl e Kurt Schneider, E. Kretschmer, L. Binswanger, Henri Ey, López Ibor, Mira y Lópes, Alonso Fernández e outros. A maior pretensão deste guia é a postura pedagógica e didática para o exame das funções mentais, onde lançamos mãos de recursos pictóricos que julgamos facilitadores da apreensão das informações iniciais que poderão incentivar o estudante ao estudo mais aprofundado de tão rica matéria.

O grupo de jovens autores e colaboradores, assim como o brilhante cartunista e artista gráfico Camilo Riani, trabalharam com afinco, criatividade e dedicação nesta tarefa de organização e comunicação do material, num esforço muito mais de se colocarem no papel de aprendizes – o que sempre seremos – do que na posição de teóricos experientes dentro de posições acadêmicas. Apesar disso nunca descuidamos do esmero conceitual, algo que sempre privilegiamos na elaboração do guia, para tornarmos pertinente o ensino e o aprendizado, os quais consideramos, como já dissemos, a nossa tarefa principal. Fizemos a divisão das funções mentais em número de 12, e na sua apresentação utilizamos o esboço de pinturas clássicas para sua melhor memorização; outros facilitadores diretos foram os ícones que aparecem na margem esquerda do texto: eles esclarecem sobre a definição da função estudada (o que sou), em qual patologia ela pode ser encontrada (onde estou), sua diferenciação de outros sintomas (não sou), outros dados técnicos da referida função (sou mais isso), além de dados específicos do exame direto do paciente e a possibilidade que temos da utilização de testes e escalas na investigação da função em estudo (como me encontrar). Evitamos ao máximo a presença de referências bibliográficas no texto para não trazer sobrecarga visual, e assim propiciarmos a finalidade pedagógica almejada. No final de cada capítulo colocamos um esquema sintético do texto para utilização numa consulta mais ágil. Também utilizamos, entremeados no texto, algumas frases, citações e provérbios, pois entendemos como Leandro Konder, escritor e filósofo fluminense, que "o avesso da sabedoria popular que se expressa nos provérbios também é fonte de sabedoria". Salientamos que as charges são sempre alusivas tentando assim proporcionar uma consulta e leitura agradável, assim como a linguagem sucinta e objetiva busca este intento.

Marcos de Jesus Nogueira

ÍNDICE GERAL

Capítulo 1 – Consciência e suas alterações.................................21

Consciência neurológica 23

Alterações quantitativas da consciência neurológica........................... 27

    Obnubilação..27

    Estupor...28

    Coma..29

Alterações qualitativas da consciência neurológica 31

    Delirium 31

    Estado crepuscular...33

    Estados oniroides...34

Consciência reflexiva 35

Alterações da consciência reflexiva...36

Despersonalização e desrealização 36

Crise de identidade... 37

Estados de êxtase 37

Mutação da personalidade.. 38

Transformação da personalidade ou transitivismo 38

Possessão 39

Quadro de alterações e possibilidades diagnósticas.........................39

Capítulo 2 – Atenção e suas alterações 41

Atenção... 43

Alterações da atenção 45

Distração... 45

Hipoprosexia... 46

Hiperprosexia 47

Aprosexia.. 47

Quadro de alterações e possibilidades diagnósticas.........................49

Capítulo 3 – Orientação e suas alterações 51

Orientação 53

Alterações da orientação 56

Desorientação orgânica 56

Oligofrênica 56

Confusional (amencial) 56

Amnéstica 56

Lacunar 56

Demencial 56

Desorientação afetivo-volitiva 57

Dissociativa (histérica) 57

Apática ou abúlica 57

Maníaca 58

Desorientação psicótica 59

Delirante 59

Dupla orientação 59

Desagregação 59

Quadro de alterações e possibilidades diagnósticas 60

Capítulo 4 – Memória e suas alterações 61

Memória 63

Memória filogenética 66

Memória sensoriomotriz 66

Memória logicoverbal 66

Memória operacional 68

Memória declarativa ou explícita 68

Memória não declarativa ou implícita 68

Alterações quantitativas da memória 70

Hipermnésia 70

Amnésia 71

Anterógrada 71

Retrógrada 72

Retroanterógrada 72

Alterações qualitativas da memória 75

Paramnésias 75

Ilusões mnêmicas 75

Alucinações mnêmicas.. 75

Fabulações... 76

Fenômeno do já visto e jamais visto.......................... 76

Criptomnésia.. 77

Ecmnésia.. 77

Quadro de alterações e possibilidades diagnósticas............ 80

Capítulo 5 – Sensopercepção e suas alterações.................... 81

Sensopercepção.. 83

Alterações quantitativas da sensopercepção................ 88

Hiperestesia... 88

Hipoestesia.. 89

Analgesia.. 90

Alterações qualitativas da sensopercepção.................. 91

Agnosias... 91

Agnosias visuais... 91

– Simples... 91

– Ambientais... 91

– Prosopagnosia.. 92

– Acinetosia.. 92

– Acromatopsia.. 92

Agnosia tátil.. 92

Agnosia receptiva ou verbal...................................... 93

Alexia agnóstica.. 93

Auditiva (amusia)... 93

Cinestésicas e proprioceptivas................................... 94

Anosognosia... 94

Anosodiaforia... 94

Simultanagnosia... 94

Ilusão.. 95

Por falta de atenção... 95

Afetivas (catatímicas).. 96

Pareidolias... 96

Alucinação.. 97

Auditivas.. 97

– Acoasmas... 97

– Divulgação do pensamento 97

– Eco do pensamento 97

– Sonorização do pensamento 97

Visuais *98*

– Fotopsias 98

– Imagem pós-óptica 98

– Cenográficas 98

– Micropsia 98

– Macropsia 98

– Síndrome de Alice no País das Maravilhas 98

– Autoscópicas 98

– *Flashback* 99

– Zoopsias 99

– Ictais 99

– Extracampinas 99

Olfativas e gustativas *99*

Táteis ou hápticas *99*

Corporais *100*

– Cinestésicas 100

– Síndrome do "membro fantasma" 100

– Genitais 100

– Motoras ou musculares (cinestésicas) 100

– Influência corporal 101

– Síndrome de Cottard 101

– Térmicas 101

– Hígricas 101

– Desfiguração corporal (dismorfofobias) 101

Outras alucinações *102*

– Hipnagógicas e hipnopômpicas 102

– Sensação do "acompanhante" 102

– Combinadas (sinestésicas) 102

Falsos reconhecimentos 104

Síndrome de Capgras 104

Síndrome de Frégoli 104

Intermetamorfose 104

Alucinose 105

Pseudoalucinação.. 107

Quadro de alterações e possibilidades diagnósticas........................ 108

Capítulo 6 – Humor e suas alterações 109
Humor.. 111

Alterações do humor 113
Rebaixamento 113
Exaltação 116
Disforia 118
Puerilidade 120
Moria 121
Irritabilidade patológica 122

Quadro de alterações e possibilidades diagnósticas........................ 123

Capítulo 7 – Emoções e sentimentos e suas alterações 125
Emoções... 128

Sentimento.. 131

Alterações de emoções e dos sentimentos................................... 133
Apatia 133
Anedonia 134
Sentimento de falta de sentimento.. 134
Embotamento afetivo... 135
Ambivalência afetiva 136
Labilidade afetiva 137
Incontinência emocional 138
Sentimento de insuficiência 138
Angústia patológica ou aflição... 139
Sentimentos especiais dos quadros esquizofrênicos..................... 139
Transtornos da ansiedade 140

Quadro de alterações e possibilidades diagnósticas........................ 143

Capítulo 8 – Pensamento e suas alterações........................... 145
Pensamento (processo racional, razão)....................................... 148

Alterações do curso do pensamento 150
Pensamento inibido.. 150

XV

Lentificação do pensamento 150

Aceleração do pensamento 151

Fuga de ideias 152

Descarrilamento 153

Pensamento confusional 153

Desagregação 153

Interceptação 154

Pensamento prolixo 155

Alterações do conteúdo do pensamento 156

Pensamento pobre (concreto, deficitário e demencial) 156

Pensamento vago 156

Dissociação 157

Pensamento mágico 158

Pensamento derreísta 159

Pensamento obsessivo 160

Roubo do pensamento 161

Delírios 161

Perseguição 162

Grandeza 162

Ciúmes 162

Influência 162

Sensitivo de relação 162

Místico 162

Culpa 162

Niilista 162

Fantástico 162

Clérambault 163

Interpretação de Sérieux e Capgras 163

Ideias deliroides 163

Quadro de alterações e possibilidades diagnósticas 165

Capítulo 9 – Linguagem e suas alterações 167

Linguagem 169

Conceitualização 171

Formulação 171

Articulação 171

Alterações neurológicas da linguagem **172**

Disartria 172

Dislalia 173

Alexia 174

Dislexia 174

Agrafia 175

Transtorno da leitura 176

Transtorno de soletrar 177

Afasia 177

    Sensorial ou de Wernicke *178*

    Afasia de expressão ou sensitiva ou de Broca *178*

    Afasia global *178*

Síndrome de Landau-Kleffner 179

Alterações psiquiátricas da linguagem **180**

Disfemias 180

Logorreia 180

Bradilalia 181

Mutismo 182

Ecolalia 183

Estereotipia e perseveração verbal 184

Logoclonia e palilalia 184

Verbigeração 185

Mussitação 185

Neologismo 186

Coprolalia 186

Jargonofasia 187

Glossolalia 187

Pararrespostas 188

Quadro de alterações e possibilidades diagnósticas **189**

Capítulo 10 – Instinto, impulso e vontade e suas alterações **191**

Instintos **193**

Alterações dos instintos **195**

Alimentares 195

Sono... **197**

Dissonias.. 197

Parassonias.. 197

Resposta sexual 198

Identidade sexual 199

Excreção 199

Impulso 200

Alteração dos impulsos de agressividade atenuada............................ 200

Alterações do controle dos impulsos agressivos 202

    Impulso explosivo intermitente..*202*

    Impulso e ato suicida *202*

Alterações do controle dos impulsos sexuais 204

Parafilias 204

Alterações do controle dos impulsos decorrentes
    de dependência química 205

Vontade... 207

Alterações da vontade.. 207

    Hipobulia/abulia *207*

    Hiperbulia *208*

    Negativismo...*209*

        – Passivo *209*

        – Ativo...*209*

    Obediência automática..*209*

    Automatismo *210*

    Apragmatismo *210*

Quadro de alterações e possibilidades diagnósticas........................ 211

Capítulo 11 – Psicomotricidade e suas alterações 213

Psicomotricidade... 215

Alterações da psicomotricidade.. 217

Agitação psicomotora... 217

Inibição psicomotora 218

Acinesia 218

Apraxia 219

Psicomotricidade predominantemente esquizofrênica........................ 220

Flexibilidade cérea 220

Catalepsia 220

Cataplexia 220

Maneirismo... 220

Estereotipia motora 220

Ecopraxia 221

Discinesia 221

Marcha bizarra 221

Psicomotricidade conversiva 222

Distúrbios de marcha.. 222

Ataxia.. 222

Espasticidade 222

Balanceio 222

Astasia-abasia... 222

Opistótono 222

Blefaroespasmo 222

Convulsões de conversão 222

Psicomotricidade neurológica 223

Lesões cerebrais.. 223

– Marcha atáxica.. 223

– Marcha espástica 223

– Marcha embloco 223

Uso de medicações antipsicóticas.. 223

– Parkinsonismo... 223

– Discinesia tardia 223

– Acatisia.. 223

– Síndrome do coelho 223

– Síndrome neuroléptica maligna.. 223

Doenças neurológicas... 224

– Tremores... 224

– Distonias 224

– Mioclonias... 224

– Movimentos coreicos.. 224

– Movimentos atetóticos... 224

– Espasmos 224

– Balismo 224

Tiques 224

Motores simples 224

Motores complexos 224

Vocais simples 224

Vocais complexos 224

Quadro de alterações e possibilidades diagnósticas 226

Capítulo 12 – Inteligência e suas alterações 227

Inteligência 229

Criatividade 231

Intuição 231

Alterações quantitativas da inteligência 236

Retardo mental 236

Retardo mental leve 237

Retardo mental moderado 237

Retardo mental grave 237

Retardo mental profundo 238

Quadro de alterações e possibilidades diagnósticas 242

Anexos 243

Esquema da avaliação psíquica 245

Miniexame do estado mental 246

Psicopatologia da infância e adolescência 247

Quadro de etiologia e psicopatologia 248

Siglas usadas neste guia 249

Glossário 251

Referências bibliográficas 261

CAPÍTULO 1

Consciência e Suas Alterações

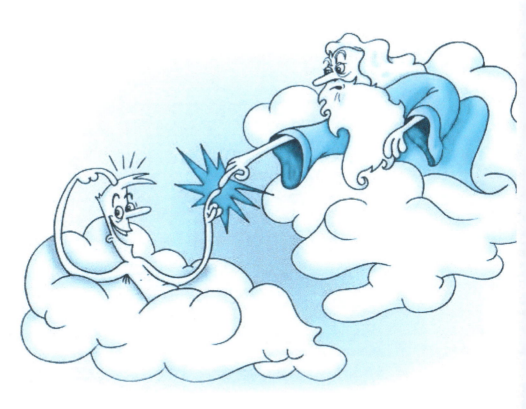

Inspirado na obra "A Criação" de Michelangelo

CONSCIÊNCIA

CONSCIÊNCIA NEUROLÓGICA

Tudo está em tudo.

Anaxágoras (cerca de 500-428 a.C.), filósofo grego.

▶ É o estado cíclico (sono-vigília) do nível geral de atividade do sistema nervoso, com variações quantitativas (vigilância-apagamento).

▶ Pode ser denominada neuropsicológica.

▶ Ela é regulada por sistemas moduladores difusos formados por conjuntos de neurônios, com diferentes neurotransmissores.

▶ O seu funcionamento, dentro da escala sono-vigília, é dado por um campo como se fosse a luz de uma lanterna, no qual, temos a parte polarizada (um foco com mais atividade e clareza) e a parte marginal (de atividade mais obscura, que Kretschmer chamava de franja, margem ou umbral).

▶ O sono e o sonho são variações normais da consciência neurológica.

▶ O ciclo sono-vigília é o mais conhecido dos ritmos da vida, e é acompanhado de outras alterações quantitativas cíclicas, como, por exemplo, temperatura corporal, hormônio de crescimento, cortisol, potássio, etc.

▶ Os ciclos e ritmos da vida de acordo com a frequência em que ocorrem são denominados:

- circadianos (repetem-se em cerca de 24 horas): sono e outros fenômenos;

- infradianos (ritmo maior que o diário): comportamento sexual e reprodutivo dos animais (cio), ciclo menstrual das mulheres e temperatura corporal das mulheres na ovulação;

- ultradianos (ritmo menor que 24 horas): concentração sanguínea do hormônio luteinizante nas mulheres, que após a ovulação apresenta variações quase de hora em hora;

- circanuais (ritmos corporais que acompanham as estações do ano): hibernações dos animais e alguns transtornos de humor.

▶ O ciclo sono-vigília é sincronizado pelo sistema temporizador do núcleo supraquiasmático do hipotálamo, que funciona como um sistema modulador, de forma específica (mecanismo de atenção) ou difusa (nível de vigília e atividade).

▶ O estado da consciência neurológica é regulado pelo sistema reticular, que se estende desde o tronco cerebral (bulbo) até a parte superior da ponte (*locus ceruleus*) e do mesencéfalo, com neurônios de funções moduladores difusas (diferentes neurotransmissores, sendo a maioria noradrenérgicos).

São ascendentes e com ações no diencéfalo (tálamo, hipotálamo e epitálamo – glândula pineal) e telencéfalo, além de ramos descendentes.

▶ Assim, a atividade consciente envolve regiões corticais com suas redes neuronais (occipital-visual, parietal [reconhecimento], pré-frontais [organização consciente]); a ligação do tálamo com o córtex proporciona a atividade consciente.

▶ O relógio biológico hipotalâmico tem um ciclo aproximado de 24 horas e por isso precisa ser "ajustado" ao ciclo natural dia-noite mediante modulações dadas pela luz do dia e pela produção de melatonina por parte da glândula pineal, a qual é considerada também um temporizador infradiano circanual, monitorando as estações do ano e sincronizando as mudanças das atividades corporais.

▶ O estudo do sono tem progredido muito atualmente por meio do uso de equipamento chamado polissonógrafo, que monitora e documenta com o EEG (atividade cerebral), o ECG (frequência cardíaca), o eletromiograma (tônus muscular), o eletrooculograma (movimentos oculares), e outros.

▶ Estágios do sono – durante uma noite de sono o indivíduo passa várias vezes (quatro a seis vezes) por uma sequência (de 70 a 120 minutos) de cinco fases:

- Estágio 1 – É um estágio curto, de aproximadamente 5% do tempo total de sono.

  – EEG – ritmo alfa para teta (voltagem média e frequência baixa), passando para teta (frequência mais baixa).

  – Eletromiograma – ativo, variável e diminuindo.

  – Eletro-oculograma – ativo em padrão de rolagem lenta.

- Estágio 2 – Indivíduo mais adormecido, no estágio mais longo do sono – aproximadamente 50% do tempo total do sono.

  – EEG – ondas de alta voltagem (fusos e complexo K).

  – Eletromiograma – tônus muscular diminuído.

  – Eletro-oculograma – movimentos raros dos olhos.

- Estágio 3 – Sono mais profundo, sua duração é de aproximadamente 10% do tempo total do sono (é difícil acordar).

- Estágio 4 – Idêntico ao estágio 3, também muito profundo, com duração de aproximadamente 15% do sono (chamado de sono de ondas lentas).

  – EEG – ritmo delta (alta amplitude).

  – Eletromiograma – músculos quase atônicos.

  – Eletro-oculograma – movimentos oculares ausentes.

- Estágio 5 – (Fase REM ou Sono Paradoxal) – sono profundo.

  - EEG (dessincronizado, de ondas mistas de baixa amplitude, semelhante ao estágio 1).

  - Eletromiograma – tônus muscular ausente.

  - Eletro-oculograma – movimento rápido dos olhos (REM).

  - Presença de sonhos em quase todo o tempo.

  - Duração – aproximadamente 25% do total de tempo de sono.

  - Nesta, fase ativa-se a ligação do tronco cerebral com o córtex occipital que dá o caráter visual dos sonhos.

▶ Quando acordado o indivíduo no EEG apresenta ondas beta.

▶ Os sonhos são bastante frequentes, mas não a sua lembrança, e são quase sempre experiências visuais.

▶ O organodinamismo de Henri Ey é a doutrina que serve de ponto de partida para a caracterização da consciência na acepção neurofisiológica.

▶ Os processos fisiológicos que constituem a base da consciência neurológica foram inicialmente estudados por Pavlov.

ALTERAÇÕES QUANTITATIVAS DA CONSCIÊNCIA NEUROLÓGICA

Obnubilação

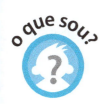

- Diminuição branda da claridade da consciência neurológica com queda da atenção e sensopercepção.
- Lentidão da compreensão e da elaboração das impressões sensoriais.
- Pequeno grau de sonolência ou perplexidade, além de certa desorientação.
- A produtividade psíquica e a capacidade de iniciativa são muito pobres.

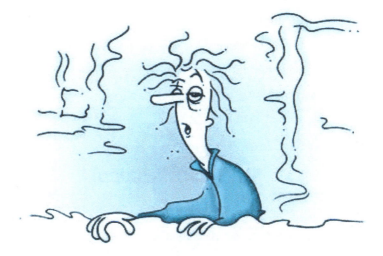

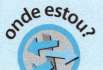

- Início de quadros orgânicos cerebrais.
- Psicoses sintomáticas.
- Reações exógenas (drogas e outras substâncias tóxicas)
- Traumatismos cranianos.

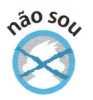

- NÃO É depressão.
- NÃO É esquizofrenia catatônica.
- NÃO É retardo mental e autismo.
- NÃO É sonolência, fadiga e estresse.
- NÃO É conversão e dissociação.

▶ Ao exame:

▶ pesquisar obrigatoriamente a orientação no tempo e no espaço;

▶ observar a fácies e a postura para avaliar o grau de sonolência ou perplexidade:

• (expressão de espanto ou indiferença); o paciente vê, ouve, sente, mas não elabora, não concebe e não responde;

• no exame é necessário insistir com perguntas para verificar se houve apreensão do sentido destas.

▶ Testes e escalas:

• miniexame do estado mental;

• escala de coma de Glasgow.

▶ Laboratório:

• exames de sangue;

• fundo de olho;

• ECG e EEG;

• neuroimagem.

Estupor

▶ Rebaixamento global da consciência neurológica, em que é necessário provocar estímulos intensos para obter apenas reações primitivas (gemer ou balbuciar).

▶ Incapacidade de ação espontânea, com grande inibição da psicomotricidade e da vontade.

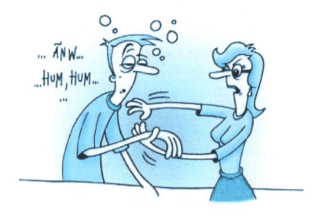

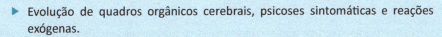

- Evolução de quadros orgânicos cerebrais, psicoses sintomáticas e reações exógenas.
- Estados depressivos graves.
- Tumores intracranianos.
- Epilepsia (pós-convulsão).
- Reação aguda ao estresse.
- Fadiga extrema.
- Conversões.

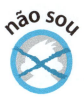

- NÃO É esquizofrenia catatônica.
- NÃO É retardo mental severo.
- NÃO É sono.
- NÃO É coma.

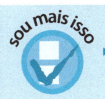

- O traçado do EEG está globalmente lentificado (ritmos delta e teta).

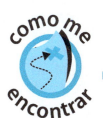

- Ao exame:
  - na inspeção já se observa uma grande sonolência e lentificação psicomotora intensa.
  - no contato verbal, praticamente não responde as perguntas.
- Testes e escalas:
  - escala de coma de Glasgow.
- Laboratório:
  - exames de sangue, fundo de olho, ECG, EEG, neuroimagem.

Coma

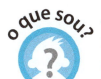

- Abolição total da interação entre o indivíduo e o meio.
- Perda total da atividade voluntária.

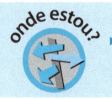

▶ É o grau mais grave da evolução clínica de: quadros orgânicos cerebrais, reações exógenas, doenças somáticas graves e coma induzido pela anestesia.

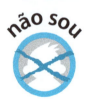

▶ NÃO É estado de mal epiléptico (suspensão ictal ou paroxística).
▶ NÃO É sedação medicamentosa.
▶ NÃO É sono profundo.
▶ NÃO É catalepsia.
▶ NÃO É hipnose.

▶ O termo "coma" provém do grego e significa precisamente "sono profundo".
▶ Quando há alguma atividade psíquica presente, ainda que confusa, fala-se em coma vígil.
▶ Os estados de coma são observados em todas as formas diretas ou indiretas de lesão cerebral.
▶ O traçado de EEG possui a maior lentificação possível, podendo levar à classificação do tipo de coma.
▶ Graduação – GRAU I (semi coma), GRAU II (coma superficial), GRAU III (coma profundo), GRAU IV (grave)

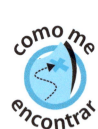

▶ Ao exame:
  • observar a condição postural do paciente, pois a supressão total da consciência neurológica implica em uma desorganização do tônus muscular e obriga à queda, com permanência em posição horizontal, relaxamento ou hipotonia muscular generalizada, elevação do umbral da sensibilidade até a completa anestesia, abolição de reflexos etc.;
  • observar a aparência: o paciente pode apresentar a fácies calma, aparência de repouso, e algumas vezes apresenta traços de hemiplegia;
  • notar que os movimentos oculares são errantes e as pupilas, midriáticas;
  • a respiração é pouco profunda e acelerada, às vezes de ritmo irregular e estertoros;
  • do ponto de vista semiológico, deve-se investigar se o coma foi súbito (hemorragia, embolia, artrite sifilítica), ou se teve instalação lenta (intoxicações, distúrbios metabólicos, meningite).
▶ Testes e escalas:
  • escala de coma de Glasgow.
▶ Laboratório:
  • Exames de sangue, fundo de olho, ECG, EEG, neuroimagem.

ALTERAÇÕES QUALITATIVAS DA CONSCIÊNCIA NEUROLÓGICA

Delirium

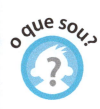

- ▶ Disfunção transitória no metabolismo cerebral, reversível, com início agudo ou subagudo, e que se manifesta clinicamente por uma ampla gama de sintomas neuropsiquiátricos.
- ▶ Os sinais prodômicos do *delirium* são:
    - obnubilação e redução da capacidade de direcionar, manter ou deslocar a atenção e grande distraibilidade;
    - irritabilidade e inquietação psicomotora;
    - alteração cognitiva (diminuição da memória e orientação);
    - distúrbios senso perceptivos (ilusões e alucinações visuais);
    - psicomotricidade aumentada ou diminuída;
    - variações circadianas: sonolência diurna e agitação noturna;
    - labilidade emocional, com variações desde a depressão até a disforia;
    - distúrbios de comportamento, pensamento e do humor;
    - despersonalização e/ou desrealização.

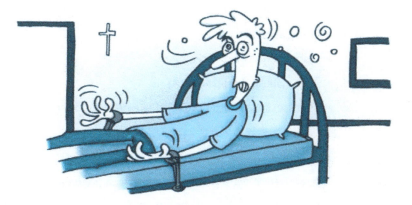

- Tumor cerebral primário.

- Traumatismo craniano (contusão, hematoma subdural).

- Infecção (cerebral e sistêmica).

- Acidente vascular (cerebral e geral).

- Distúrbios fisiológicos ou metabólicos (hipoxemia, distúrbios eletrolíticos, insuficiência hepática, hipo ou hiperglicemia).

- Distúrbios endócrinos (perturbação da tireoide ou glicocorticoides).

- Deficiências nutricionais (tiamina, B12, pelagra).

- Abstinência de drogas.

- Intoxicações por metais pesados.

- Muito descrito na história da psiquiatria.

- Sinônimos – obnubilação da consciência, confusão, encefalopatia, estado confusional agudo, delírio oniroide e síndrome cerebral orgânica aguda.

- Dos pacientes hospitalizados por condição médica geral, 10% a 15% estão em delirium em algum momento (os geriátricos em porcentagem maior).

- Grande potencial para morbidade e mortalidade.

- Fatores predisponentes:

  - Idade;

  - Grandes queimaduras;

  - Cirurgias cardíacas;

  - Lesões cerebrais preexistentes;

  - AIDS e abuso de substâncias;

  - Estresse, imobilização prolongada e privação de sono.

- Ao exame:

  - pesquisar obrigatoriamente a orientação no tempo e no espaço;

  - observar a fácies e a postura para avaliar o grau de sonolência ou perplexidade (expressão de espanto ou indiferença); o paciente vê, ouve, sente, mas não elabora, não concebe e não responde;

  - no exame é necessário insistir com perguntas para verificar se houve apreensão do sentido das mesmas.

▶ Testes e escalas:

- miniexame do estado mental;
- escala de coma de Glasgow;
- teste do fundo branco – o paciente olhando fixamente um fundo branco (parede, papel, etc.), poderá apresentar alucinações visuais;
- teste do globo ocular – Realizar pequena pressão no globo ocular do paciente de olhos fechados, o que poderá resultar em alucinações visuais.

Estado Crepuscular

▶ Estado de estreitamento da consciência neurológica, em que subsistem conexões relativamente coordenadas, de curso breve, de início súbito, acompanhadas de amnésia anterógrada. Geralmente estão presentes experiências complexas, delirantes e alucinatórias (temas cósmicos, religiosos ou políticos).

▶ O paciente se apresenta um pouco confuso, perplexo, com afetividade indiferente às circunstâncias atuais.

▶ Geralmente apresentam amnésia total.

▶ Quando a gênese do fenômeno é o fundo unicamente emocional, é denominado de estado segundo.

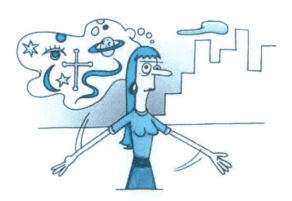

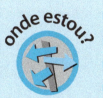

▶ Epilepsia.
▶ Histeria dissociativa.
▶ Intoxicações por drogas.
▶ Estresse pós-traumático.

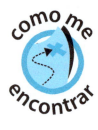

▶ Ao exame:
- pesquisar obrigatoriamente a orientação no tempo e no espaço;
- observar a fácies e a postura para avaliar o grau de sonolência ou perplexidade (expressão de espanto ou indiferença); o paciente vê, ouve, sente, mas não elabora, não conhece e não responde;
- no exame é necessário insistir com perguntas para verificar se houve apreensão do sentido destas.

▶ Testes e escalas:
- miniexame do estado mental;
- escala de coma de Glasgow;
- teste do fundo branco – ao paciente olhar fixamente um fundo branco (parede, papel, etc.) poderá apresentar alucinações visuais;
- teste do globo ocular – realizar pequena pressão no globo ocular com o paciente de olhos fechados, o que poderá resultar em alucinações visuais.

Estados Oniroides

▶ Estado semelhante ao sonho com desorientação, confusão e com intensa participação afetiva; presença de manifestações alucinatórias, com flutuação, desorientação e perplexidade.

▶ Sem amnésia ao fenômeno.

▶ Psicoses epilépticas.

▶ Formas agudas de esquizofrenias.

▶ Intoxicações.

▶ *Delirium tremens* – abstinência do álcool.

CONSCIÊNCIA REFLEXIVA

Muito acerta quem suspeita que sempre erra.

Quevedo y Villegas (1580-1645), poeta e satírico espanhol.

▶ Também pode ser chamada de Consciência Psicológica, ou Consciência do "Eu".

▶ Jaspers a definiu como o "todo momentâneo da vida psíquica" – em um dado momento os fenômenos conscientes são conhecidos pelo indivíduo à sua maneira.

▶ É uma atividade de grande complexidade que envolve todas as funções mentais, e é completamente enraizada na consciência neurológica.

▶ É subjetiva – quando os fenômenos são conhecidos pela interioridade de uma vivência.

▶ É objetiva – quando existe um saber (processo racional) de algo; o sujeito realiza um conhecimento racional e intencional dos objetos que percebe, imagina e pensa.

▶ Autorreflexão – é o conhecimento da própria identidade (consciência de si mesmo).

▶ Consciência ética – é a definição de nosso dever moral (ações em conformidade com os juízos de valor).

▶ Os conteúdos não acessíveis à consciência formam o inconsciente, criado por Freud e estudado por vários autores.

▶ Definições de inconsciente:

- Freud – entende que são processos mentais dinâmicos ideativos e afetivos que foram colocados fora da consciência pela repressão, mas que são poderosos e influenciam na vida psíquica e no comportamento da própria pessoa, e se tornam-se conscientes quando realizam irrupções nos sonhos, atos falhos e no processo psicanalítico.

- Jaspers – "aquilo como de modo algum se sente como existindo interiormente, que não se vivencia em absoluto; aquilo que não se conhece como objeto, que não se nota (que por isso, no entanto, vem a ser mais tarde, percebido ou recordado); finalmente, é aquilo de que não se veio a saber".

ALTERAÇÕES DA CONSCIÊNCIA REFLEXIVA

Despersonalização e Desrealização

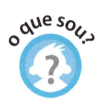

- Vivências de estranheza de si mesmo e do mundo circundante, respectivamente.
- Este fenômeno geralmente é acompanhado de pressão na cabeça, sensação de sair do corpo e de anestesia, o mundo parece irreal e o corpo parece que mudou e a vida se assemelha a uma automação, as emoções se perdem e o paciente parece que fica com uma desconexão emocional.
- Mantém-se a crítica da irracionalidade, mas com a presença de grande angústia e ameaças de perda do controle.
- A base do fenômeno é a ansiedade e as preocupações constantes.

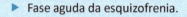

- Fase aguda da esquizofrenia.
- Depressões.
- Abuso de drogas alucinógenas.
- Transtorno de pânico.

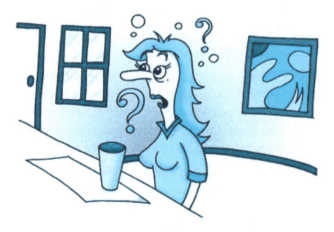

Crise de Identidade

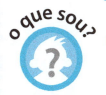

▶ Vivência de desorientação e confusão do indivíduo em relação ao que ele é, seu corpo, sua orientação sexual, suas ligações afetivas; enfim, ao seu mundo.

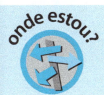

▶ Muito comum em adolescentes.

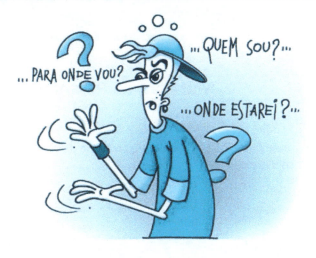

Estados de Êxtase

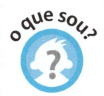

▶ É a vivência de afastar-se de si mesmo, alcançando outra condição que "desliga" a pessoa dos limites de sua personalidade.

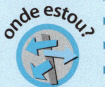

▶ Nas psicoses esquizofrênicas.
▶ Nos transtornos dissociativos histéricos.
▶ Mania.
▶ Estados epilépticos.
▶ Sob a forma de êxtase místico praticado por religiosos.

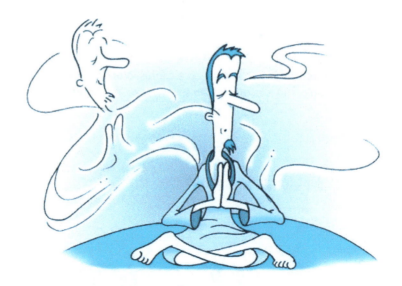

Mutação da Personalidade

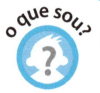
▶ Vivência de mudança interior e profunda de sua personalidade ("como se fosse outra pessoa").

▶ Esquizofrenia.
▶ Neuróticos sugestionáveis.

Transformação da Personalidade ou Transitivismo

▶ É a vivência de ter sofrido uma transformação em outra pessoa.
▶ Fenômeno mais radical e mais grave do que a mutação da personalidade.

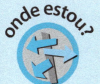
- Transtornos decorrentes de perturbações fisiológicas cerebrais e gerais.
- Transtornos esquizofrênicos.

Possessão

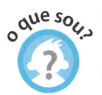
- Vivência em que o paciente se sente tomado ou possuído por espíritos estranhos, particularmente o demônio, os quais controlam sua mente e seu corpo, com comportamentos e movimentos estereotipados.
- Pode ser chamado de transe, e é frequente manifestações em cultos religiosos: espiritismo, umbanda, candomblé e religiões evangélicas.

- Psicoses esquizofrênicas.
- Transtornos fóbicos.
- Transtornos dissociativos (transe histérico).
- Intoxicação por drogas.

| CONSCIÊNCIA NEUROLÓGICA ||
ALTERAÇÕES	POSSIBILIDADES DIAGNÓSTICAS
Obnubilação (QUANTITATIVAS)	Início de quadros orgânicos cerebrais Psicoses sintomáticas Traumatismos cranianos
Estupor	Idem ao anterior Estados depressivos graves Tumores intracranianos Epilepsia (pós-convulsão) Reação aguda ao estresse Fadiga extrema Conversões
Coma	Grau mais grave da evolução clínica de: Quadros orgânicos cerebrais Reações exógenas Doenças somáticas graves Coma induzido por anestesia

Continua...

...continuação

QUALITATIVA	Delirium	Tumor cerebral primário Traumatismo craniano Infecção (cerebral e sistêmica) Acidente vascular (cerebral e geral) Distúrbios fisiológicos ou metabólicos (hipoxemia, eletroliticos, hepáticos e glicêmicos) Distúrbios endócrinos (perturbação da tireoide ou glicocorticoides) Deficiências nutricionais (tiamina, B12, pelagra) Deficiências nutricionais (tiamina, B12, pelagra) Abstinência de drogas Intoxicações por metais pesados
	Estado Crepuscular	Epilepsia Histeria dissociativa Intoxicações por drogas

CONSCIÊNCIA REFLEXIVA	
ALTERAÇÕES	**POSSIBILIDADES DIAGNÓSTICAS**
Despersonificação **Desrealização**	Fase aguda da esquizofrenia Depressões Abuso de drogas alucinógenas Transtornos de pânico
Crise de Identidade	Comum na adolescência
Estados de Êxtase	Psicoses esquizofrênicas Transtornos dissociativos histéricos Estados epilépticos/mania Êxtase místico (praticado por religiosos)
Mutação da Personalidade	Esquizofrenia Neuróticos sugestionáveis
Transitivismo	Transtornos esquizofrênicos Transtornos decorrentes de perturbações fisiológicas cerebrais e gerais
Possessão	Psicoses esquizofrênicas Transtornos fóbicos Transtornos dissociativos Intoxicação por drogas

CAPÍTULO 2

Atenção e Suas Alterações

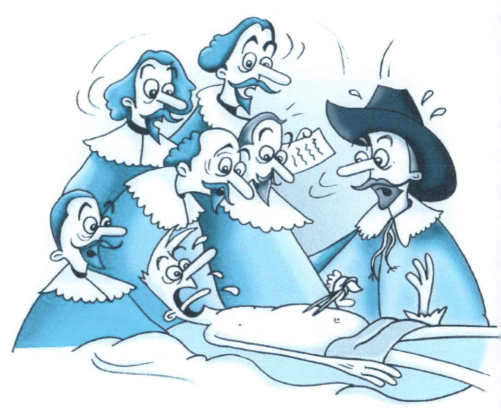

Inspirado na obra: *A Lição de Anatomia do Professor Tulp*, de Rembrandt

ATENÇÃO

ATENÇÃO

Se o rato ri do gato, é porque tem, bem pertinho, uma toca para fugir.

Ditado nigeriano

▶ É uma atividade psíquica da cognição integrada, que produz o fenômeno da concentração sobre determinados estímulos experimentados (objetos ou eventos).

▶ Pode ser influenciada pelo humor, sentimentos e vontade, assim como influencia a sensopercepção e a consciência.

▶ Os estímulos podem ser sensoriais, cognitivos ou afetivos.

▶ É uma função complexa que envolve múltiplas estruturas neurofisiológicas situadas em vários locais do sistema nervoso com envolvimentos de diferentes neurotransmissores.

▶ Não é considerada uma função psíquica autônoma e sim integrada com outras atividades basais como a consciência neurológica, orientação e memória.

▶ Pode ser passiva ou espontânea (vigilância) e voluntária (tenacidade).

▶ As alterações mais acentuadas da atenção são encontradas em quadros lesionais e disfuncionais orgânicos, mas podem sofrer alterações simples, brandas, oscilatórias e flutuantes em quase todos os transtornos emocionais e mentais.

▶ Alguns fatores intrapsíquicos (motivacionais) modificam a eficácia da atenção, assim como fatores fisiológicos.

▶ Influências exógenas como alimentos, álcool e outras drogas, medicamentos e fatores estressantes levam a alterações significativas da eficácia da atenção e concentração.

▶ A psicologia divide atenção em:

- concentração – permite o foco

- seletidade – desvia do que não interessa

- seleção de resposta – possibilita o planejamento da ação (controle executivo)

- sustentação – capacidade de manter a ação por muito tempo

ALTERAÇÕES DA ATENÇÃO

Distração

Um homem surpreendido já esta meio derrotado.
Thomas Fuller (1654-1734), médico e escritor inglês.

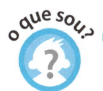

▶ É a dificuldade para concentrar a atenção sobre um estímulo mais significativo; pode ser chamada de desatenção ou distraibilidade.

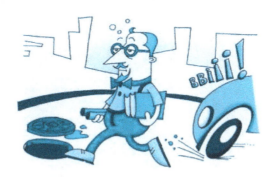

▶ A distraibilidade pode ocorrer por excesso de concentração, como no caso de pessoas muito preocupadas (ansiosas), estudiosos ou meditadores que têm interesse por estímulos exclusivos (pensamentos, sensações e percepções). Há um aumento da atenção voluntária e uma queda da atenção espontânea.

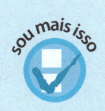

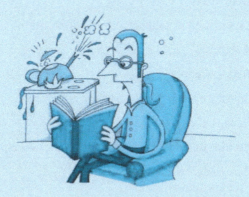

▶ A distraibilidade por falta de concentração pode ocorrer mesmo em situações de hipervigilância, onde a atenção flutua com qualquer estímulo do ambiente. Há uma diminuição da atenção voluntária e um aumento da atenção espontânea.

Hipoprosexia

▶ Redução acentuada da atenção, de forma global (espontânea e voluntária), geralmente com aumento da fadiga, dificultando a percepção dos estímulos ambientais e a compreensão. Este comprometimento basal das atividades psíquicas atinge as atividades mais complexas como a cognição.

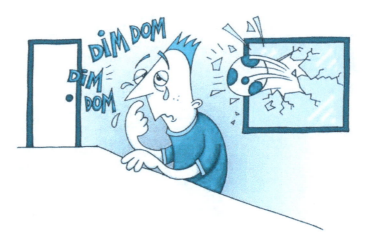

▶ Transtornos depressivos (estupor melancólico).
▶ Embriaguez alcoólica aguda e embriaguez patológica
▶ Intoxicações exógenas (cocaína, anfetamina e outras).
▶ Demência.
▶ Esquizofrenia (voltado para o mundo interno).
▶ Autismo.
▶ Retardo mental.
▶ Transtorno cognitivo leve.
▶ Epilepsia.
▶ Estados de obnubilação da consciência neurológica.
▶ Paralisia geral.

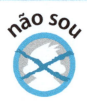

▶ NÃO É distraibilidade.

Hiperprosexia

▶ Prejuízo qualitativo da atenção voluntária e aumento quantitativo da atenção espontânea, caracterizado por uma extrema labilidade de concentração, que leva o indivíduo a se dirigir aos mais diversos estímulos sensoriais, sem nenhum foco determinado.

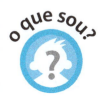
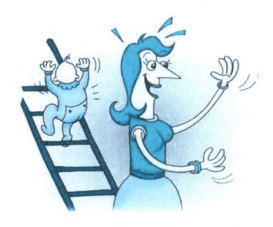

▶ Episódios maníacos.
▶ Intoxicação por estimulantes (cafeína e anfetamina).
▶ Transtorno hipercinético da infância.
▶ Excitações passionais.

Aprosexia

▶ É a total abolição da capacidade de atenção por mais intensos que sejam os estímulos.

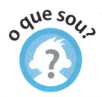

▶ Estupor.
▶ Traumas cranioencefálicos (lesões subcorticais).
▶ Distúrbios metabólicos e tóxicos.
▶ Retardo mental severo.
▶ Demências graves.

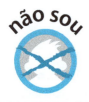

▶ NÃO É hipoprosexia.

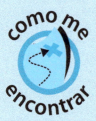

▶ Ao exame:
- observar a atitude do paciente durante o exame e a adequação e rapidez de respostas às perguntas formuladas;
- observar o grau de distraibilidade e fatigabilidade frente ao exame.

▶ Testes e escalas:
- Teste de Bourdon – consiste em oferecer ao paciente um trecho escrito sem separação de vocábulos, ou um conjunto de letras sem conexão, num total de 100 palavras, em que se deve riscar todos os a ou todos os n.
- Teste de Span de dígitos – o paciente deve repetir uma série de dígitos que pronunciamos em voz alta, de forma pausada, evitando-se tudo o que pode distrair o paciente. O indivíduo normal repete corretamente seis a sete digitos.

Praticar e assistir a esportes é perder-se em concentrada intensidade.
Pablo Morales, nadador, treinador e advogado americano.

ATENÇÃO	
ALTERAÇÕES	**POSSIBILIDADES DIAGNÓSTICAS**
Distração	Excesso de concentração por estímulos exclusivos (pensamento, sensações e percepções). Ocorre um aumento da atenção voluntária e uma queda da atenção espontânea.
Hipoprosexia	Transtornos depressivos (estupor melancólico) Embriaguez alcoólica aguda e embriaguez patológica Intoxicações exógenas (cocaína, anfetamina e outras) Demência Esquizofrenia Autismo Retardo mental Transtorno cognitivo leve Epilepsia Estados de obnubilação da consciência neurológica Paralisia geral
Hiperprosexia	Episódios maníacos Intoxicação por estimulantes (cafeína e anfetamina) Transtornos hipercinético da infância Excitações passionais
Aprosexia	Amência Estupor Traumas cranioencefálicos (lesões subcorticais) Distúrbios metabólicos e tóxicos Retardo mental severo Demências graves

CAPÍTULO 3

Orientação e Suas Alterações

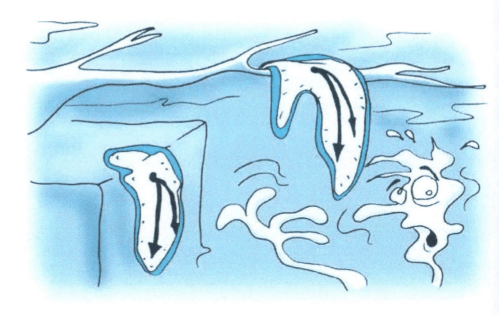

Inspirado na obra: *A persistência da memória,* de Salvador Dali

ORIENTAÇÃO

ORIENTAÇÃO

O tempo é um fio/ bastante frágil./Um fio fino/que à toa escapa.

Henriqueta Lisboa (1904-1985), poeta mineira.

▶ É uma função mental complexa, que dá ao indivíduo a capacidade de situar-se em relação a si próprio e ao mundo, no tempo e no espaço.

▶ É integrada com a consciência (neurológica e reflexiva), atenção, memória, sensopercepção, às emoções e aos sentimentos, como também ao tônus do humor.

▶ Pode ser:

- alopsíquica (relativa ao tempo e espaço) – grande integração com a senso-percepção e memória;

- autopsíquica (relativa a si próprio e ao ambiente circundante) – permite ao indivíduo identificar-se e aos grupos a que pertence e aos que se confronta. Em geral é a última a ser alterada;

▶ Os distúrbios de orientação podem ser de ordem global, ou atingir apenas alguns setores da mesma.

▶ Wernick (1848/1905) foi o primeiro a estudar e descrever os aspectos da orientação.

▶ Espaço e tempo, segundo Jaspers(1883/1969), são qualidades primordiais na estrutura da vivência (experiência vivida do espaço e tempo) como já dizia Kant no séc. XVIII – intuições *a priori*.

▶ No século XIX os filósofos, inspirados nas ideias de Newton e Leibniz, viam o tempo e o espaço como dimensões objetivas, ou seja, o espaço como deposi-tário de objetos e o tempo como marcado do relógio ou calendário.

▶ O fundador da fenomenologia Husserl (1859/1938) fala em temporalidade da consciência (a consciência é transcendida pelo desdobramento do tempo, o qual aparece como uma dimensão do ser).

▶ A compreensão da temporalidade requer uma análise dos atos da consciência e de seus objetos (intencionalidade). As propriedades da forma e do tempo residem, para Husserl, na subjetividade, não podendo ser derivadas dos con-teúdos apreendidos.

▶ Merleau-Ponty (1908/1961) faz uma divisão do espaço (perceptivo, antropo-lógico e geométrico) e diz que o "espaço-tempo" é uma síntese unitária – "se eu digo que vejo um objeto a certa distância, isto significa que eu já o vejo ou que ainda o vejo".

▶ O filósofo existencial Heidegger (1889/1951) dá mais importância a temporalidade do que à espacialidade – o "eu" é mais ativo nas vivências do tempo do que nas do espaço – a vivência do tempo aponta para o núcleo da minha existência, enquanto a vivência de espaço está ligada aos objetos que estão à minha frente.

▶ Binswanger(1881/1966) diz que o espaço é antes de tudo uma vivência – "o espaço sintônico" – a tonalidade do espaço vivido é dada em função do estado de ânimo ou humor.

▶ Piaget afirma que o desenvolvimento da noção de espaço antecede o da noção do tempo.

ALTERAÇÕES DA ORIENTAÇÃO

Onde quer que você esteja é o ponto de partida.
Kabir (1440-1518), poeta e místico indiano

Desorientação Orgânica

▶ Predominantemente alopsíquica.

▶ Decorre de fatores orgânicos, os quais comprometem o funcionamento do cérebro, tanto de forma local, como de maneira geral.

▶ Pode ser:

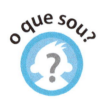

- oligofrênica – ocorre em função da dificuldade de aprendizado e compreensão dos fatos mundanos e relativos a sua própria pessoa, por causa do retardamento intelectual;

- confusional – é a desorientação causada pelo rebaixamento do nível da consciência neurológica, o que leva o paciente a apresentar uma dificuldade de situar-se quanto ao tempo e ao espaço, ou até mesmo quanto a sua própria pessoa. É bastante frequente, e encontrada nos transtornos de perturbações fisiológicas cerebrais e gerais, abuso de drogas, *delirium tremens* e traumas cranianos;

- amnéstica – ocorre em virtude de uma dificuldade da memória de fixação ou de retenção, o que impede o paciente de perceber a fluência do tempo e do seu espaço vivencial. É encontrada em transtornos orgânicos cerebrais, particularmente na síndrome de Korsakoff;

- lacunar – é uma forma particular de desorientação que ocorre na amnésia orgânica, onde o paciente fica desorientado, com mais frequência em relação ao tempo e espaço; o paciente não sabe o que aconteceu, ou está acontecendo dentro de uma lacuna de tempo. Geralmente pergunta: "Onde estou, que aconteceu, que dia é hoje?" Ocorre em síndromes pós-concussionais;

- demencial – ocorre em função da perda da memória de fixação e das funções cognitivas, o que traz constante dificuldade de orientação temporal e espacial.

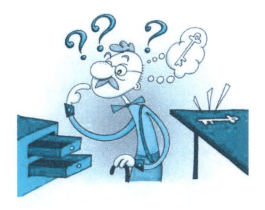

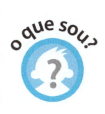

- Retardo mental.
- Transtornos mentais fisiológicos cerebrais e gerais.
- Trauma e outros transtornos cerebrais.
- Abuso de drogas.
- Demências em geral.
- Epilepsia – pós-convulsão.

Desorientação Afetivo-Volitiva

- É decorrente de fatores emocionais, como também das alterações do humor e da vontade.
- Pode ser:
  - dissociativa (histérica) – ocorre desorientação autopsíquica e também alopsíquica, nos quadros neuróticos, sob a forma de fugas, amnésias, transe e possessão, em função de conflitos psíquicos;
  - apática ou abúlica – ocorre por um grande desinteresse do paciente, em função dos quadros psiquiátricos que atingem o humor e a vontade, como por exemplo as depressões graves, catatonia, transtornos de personalidade e quadros neuróticos. O paciente mostra frieza ou inibição afetiva, com grande carência de energia psíquica. O indivíduo encontra-se com clareza da consciência neurológica e com nitidez sensorial, mas não se atém aos estímulos externos. Acaba por acontecer um comprometimento do juízo, uma vez que falta energia psíquica para o processamento das percepções e do raciocínio.

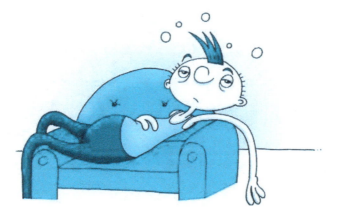

▶ Maníaca – ocorre nos quadros de humor altamente exaltados onde o paciente acaba se perdendo em relação à noção da fluência do tempo, mostrando enorme distraibilidade; ocorre na mania franca.

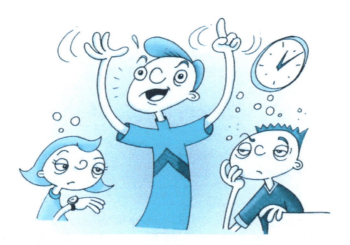

onde estou?

▶ Neuroses dissociativas e ansiosas.
▶ Depressões e mania.
▶ Transtornos de personalidade.

Desorientação Psicótica

▶ Desorientação em virtude de uma alteração dos juízos, presente nos quadros em que predominam os delírios. Geralmente é autopsíquica.

▶ Pode ser:

- delirante – em função do quadro alucinatório e delirante, o paciente passa a ter uma concepção alterada da sua pessoa, como também de suas circunstâncias (p. ex.: esquizofrenia);

- dupla orientação – é aquela em que o paciente tem a orientação auto e alopsíquica, mas a mesma é acompanhada de outra orientação em relação a sua pessoa, como, por exemplo, um pescador, que sabe de sua condição, mas se identifica como Jesus Cristo – o Salvador. É também encontrado em psicoses esquizofrênicas.

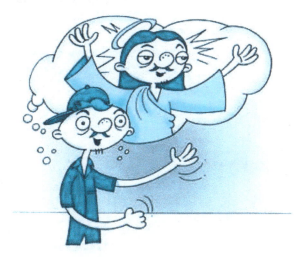

▶ Desagregação – é um comprometimento grave da atividade mental, impedindo a orientação alo e autopsíquica.

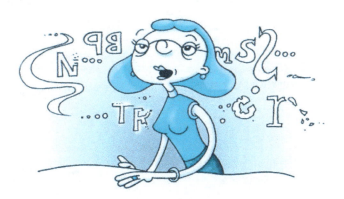

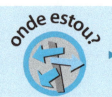

▶ Nas psicoses em geral e na esquizofrenia em particular.

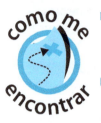

▶ Ao exame:
- realizar a pesquisa direta da orientação do paciente em relação ao tempo e espaço em que se encontra.

▶ Testes e escalas:
- miniexame do estado mental.

Não acredito que nada seja novo. Tudo é velho e novo.
Roberto Drummond (1933-2002), escritor mineiro.

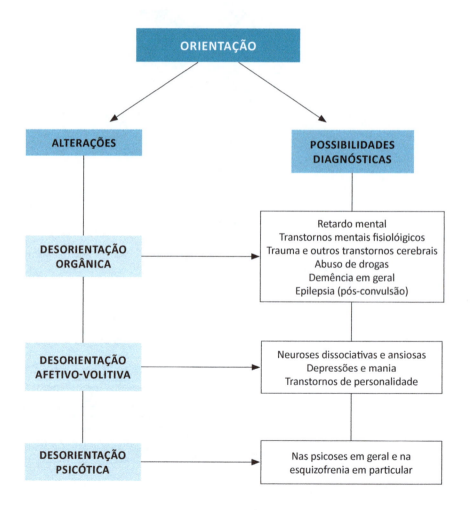

60

CAPÍTULO 4

Memória e Suas Alterações

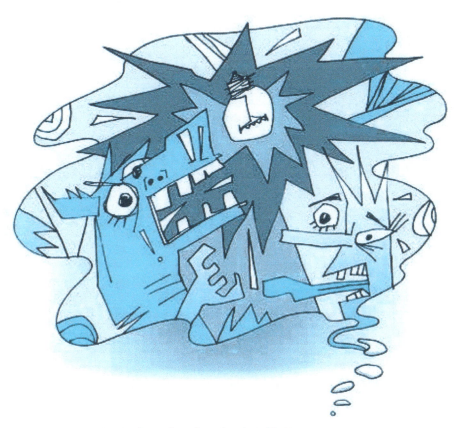

Inspirado na obra: *Guernica*, de Pablo Picasso

MEMÓRIA

MEMÓRIA

É a poesia que rompe o tempo, rompe a finitude e, por meio da memória, nos permite reviver aquilo que foi grande no passado.

Alfredo Bosi, sobre *Os Lusíadas*, no seu livro *O ser e o tempo da poesia*.

▶ É uma atividade psíquica basal, pela qual se dá a aquisição de conhecimento acerca do mundo e que nos leva ao aprendizado sobre o mesmo; o aprendizado e a memória são essenciais para o pleno funcionamento e a sobrevivência independente de pessoas e animais.

▶ É uma função incessante e atuante no processo psíquico global, e é dividida em três capacidades:

- de trabalho, fixação ou aquisição – notação, seleção, retenção, registro;

- armazenamento ou consolidação – processo dinâmico e integrativo dos dados mnésticos (engramas) para formação do arsenal mnêmico;

- evocação – reprodução dos dados fixados.

▶ A memória de trabalho consiste de dois subsistemas: para informação verbal (armazenamento fonológico – córtex parietal posterior) e para a visual-espacial (suas representações nos córtices parietal, temporal inferior e occipital estriatal são moduladas pelo córtex pré-frontal, o qual mantém a memória de trabalho); os dois subsistemas são coordenados por um terceiro sistema: processos de controle executivo.

▶ A memória de fixação ocorre em duas etapas:

- fixação imediata ou de curto prazo (memória recente) – acontecimentos dos últimos dois ou três dias; tem relativa precisão, pois ainda não se ligaram às vivências do indivíduo. Ex.: pessoa fazendo uma recordação antecipada e rápida do seu roteiro de tarefas;

- fixação definitiva ou de longo prazo (memória remota) – quando o registro dos dados se integra à vivência do indivíduo, fazendo parte do passado.

▶ A memória está em constante funcionamento, mas normalmente não faz registros definitivos de tudo o que ocorre com o indivíduo. O tempo de fixação é limitado pelo grau de importância e pelo tipo de utilização que faremos de cada evento registrado.

▶ O material evocado, jamais é o mesmo do material fixado. Ocorrem "contaminações" pela história atual, mostrando que na memória as significâncias se integram às experiências, que por sua vez se transformam. Portanto, mesmo em condições normais a memória "falha" em sua manutenção de dados, fidelidade, seletividade e disponibilidade; há um provérbio que esclarece este aspecto: "Quem conta um conto, aumenta um ponto."

► Não é possível a tentativa de recuperar o passado como ele originalmente aconteceu nem mesmo por processo hipnótico.

► As capacidades de fixação e evocação podem variar de indivíduo para indivíduo, bem como em diferentes situações e momentos de cada um, pois nem sempre o cérebro funciona com toda sua potencialidade. Portanto, elas podem ser treinadas e consequentemente melhoradas. A capacidade evocativa exige menor treinamento que a de fixação.

► Vivências prazenteiras são mais conservadas que vivências desagradáveis, e estas permanecem com mais facilidade do que as indiferentes.

► A memória é modulada por outros fenômenos e fatores psíquicos:

- consciência;
- atenção e concentração;
- intuição;
- interesse;
- emoção;
- vontade;
- sensopercepção;
- experiência;
- repetição e associação dos estímulos a serem percebidos.

► Tipos de engramas (dados mnésticos):

- isolados – dados vazios e aleatórios. Por exemplo: número de telefone;
- relacionados – quando sua evocação se relaciona com um objeto ou pessoa. Por exemplo: nomes próprios;
- integrados – são os mais comuns e se compõem por uma série de significâncias. Quanto maior a significância mais fácil será sua evocação. São de fácil registro no seu todo, e o acesso ao seu detalhamento será diretamente proporcional à sua significância. Por exemplo: evocação de uma mulher das imagens e vivências do seu casamento.

► Eidetismo ("decorar") – capacidade mnéstica de fixar, armazenar e evocar dados aleatórios e vazios de conteúdo emocional. Como guardar um endereço, por exemplo.

► Espaço e tempo – para o indivíduo o tempo em que se passaram os fatos se apresenta como um espaço entre aqueles fatos e os atuais. No entanto, existe uma relatividade que interfere nesta experiência, pois fatos muito significativos parecem se fixar como muito mais próximos (daí a frase: parece que foi ontem), e fatos menos significativos como muito mais distantes.

▶ Lembrança – recuperação presente de um fato passado como algo que não de agora, ou seja, bem discriminado dos dados atuais, como se fosse um quadro emoldurado. É uma atividade evocativa voluntária da experiência vital pessoal, e também chamada de recordação.

▶ O esquecimento é uma propriedade normal da memória. Desempenha papel importante como mecanismo de prevenção de sobrecarga nos sistemas cerebrais dedicados à memorização, além de permitir a filtragem dos aspectos mais relevantes ou importantes de cada evento.

▶ Reconhecimento – é a capacidade da memória de identificar um objeto atual pela comparação (processo de identificação) de outros objetos já registrados. É uma função da intuição (intuição mnéstica), não havendo participação direta da memória e da consciência. É uma atividade espontânea e contínua da mente.

▶ Do ponto de vista neurofisiológico, há uma participação cerebral global no fenômeno da memória, gerando a hipótese de que o cérebro funcionaria como um holograma, não existindo nenhuma região anatômica específica para a memória:

- o córtex pré-frontal tem maior atividade na aquisição da memória de curto prazo (fixação);

- o hipocampo (sistema límbico) participa no armazenamento e processamento como também na evocação dos dados mnêmicos;

- o córtex cerebral e suas associações participam na consolidação da memória de longo prazo.

▶ Além de ser uma função psíquica, a memória é qualificação de registro de dados de várias naturezas:

- memória filogenética (biológica) – são registros de informações transmitidas pelos seres vivos através do DNA, que se traduzem no funcionamento fisiológico, e em alguns comportamentos específicos de cada espécie, sobretudo àqueles relacionados aos padrões alimentares, às condutas de acasalamento e reprodução. São informações transmitidas independente de qualquer condicionamento ou aprendizagem;

- memória sensoriomotriz – na dimensão psicomotora inclui tanto a memória dos atos simples (correr, nadar), quanto aos atos construtivos mais complexos (tocar um instrumento, operar uma máquina). Na dimensão emocional está incluída a memória dos estados e fenômenos resultantes dos processos psíquicos afetivos (emoções , sentimentos, humor e afetos – inclusive em suas manifestações patológicas);

- memória logicoverbal – memória de agregados complexos de informações verbalizadas e de suas diretrizes lógicas. Podem ser:

– memória antropológica ou social: registro de manifestações culturais de determinadas civilizações ou mesmo de pequenos grupos sociais estáveis. Inclui códigos de leis, folclore e padrões sociais. São dados registrados mais pelo significado do que pelas sensações;

– memória virtual: acervo de registro de dados propriamente ditos de material escrito ou gravado através de equipamentos eletrônicos (filmadoras, gravadores, computadores, etc.), como também de livros, jornais e revistas.

Ler um livro pela primeira vez é conhecer um novo amigo.
Ler um livro pela segunda vez é encontrar um velho amigo.

Ditado chinês

▶ A memória processa-se em três tipos de instâncias funcionais:

- memória operacional – destina-se a fornecer ao indivíduo a capacidade de reter as informações durante um tempo mínimo necessário para a realização das operações do dia a dia: compreensão dos fatos, raciocínio, resolução de problemas, ação comportamental e muitas outras. Por exemplo: guardamos em nossa memória operacional o local onde estacionamos o carro. Essa informação só servirá até o momento de voltarmos ao carro para ir embora. Depois disso esta informação provavelmente será esquecida;

  - memória declarativa ou explícita: pode ser descrita por meio de palavras. É a memória de fatos e eventos. O armazenamento dos seus conteúdos cognitivos distribuído em muitas regiões encefálicas e estes conteúdos são acessados de forma independente (dados verbais, visuais e outros). Essa memória pode ser:

    - episódica – referências temporais de fatos sequenciados (ex:eventos datados);

    - semântica – envolve conceitos atemporais como por exemplo os dados culturais. O conhecimento semântico é armazenado em córtices associativos distintos e sua evocação depende do córtex pré-frontal (apresenta grande organização e flexibilidade);

    - o processo da memória explícita envolve quatro operações distintas: codificação (novas informações são detectadas e conectadas com as preexistentes), armazenamento (capacidade ilimitada), consolidação (envolve a expressão de genes e a síntese proteica que causam modificações estruturais nas sinapses) e evocação (é semelhante à percepção e, portanto está sujeita a distorções;

- memória não declarativa ou implícita: não é descrita por meio de palavras, é bem fluente e seus conteúdos geralmente não são acessíveis à consciência. A memória implícita armazena formas de conhecimento que normalmente são adquiridas sem esforço consciente e que influenciam o comportamento de modo inconsciente. Pode ser chamada de *printing* que pode ser conceitual (facilita o acesso ao conhecimento semântico relevante para a tarefa) e de percepções (de modalidade sensorial específica sobre a forma e a estrutura de palavras e objetos);

- pode ser:

  - de representação perceptual – representação de imagens de eventos, objetos ou pessoas, preliminar à compreensão do que eles significam.

Estão na memória pré-consciente e geralmente se manifestam através do reconhecimento;

– de procedimentos – hábitos, habilidades e regras;

– associativa – associação de dois ou mais estímulos (condicionamento clássico) ou um estímulo a certa resposta (condicionamento operante);

– não associativa – atenua uma resposta (habituação) ou a aumenta (sensibilização) através da repetição de um mesmo estímulo.

▶ A memória também pode ser classificada conforme as percepções e a capacidade funcional envolvida:

- visual;
- espacial;
- gustativa;
- olfativa;
- tátil;
- proprioceptiva;
- aritmética;
- musical;
- semântica.

▶ A exemplo de memória olfativa, temos o enólogo Robert Parker, que é capaz de evocar mais de 30.000 aromas de vinho.

ALTERAÇÕES QUANTITATIVAS DA MEMÓRIA

Hipermnésia

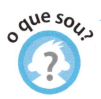

▶ Exaltação na evocação das lembranças. A recordação dos fatos ocorre com detalhes e minúcias que escapam às pessoas em estados normais.

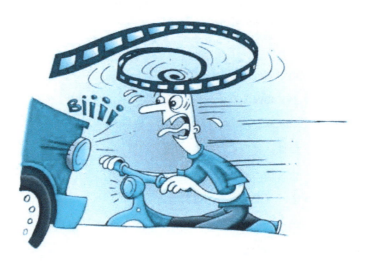

▶ Nos sonhos.

▶ Hipnose.

▶ Situações-limite de risco, sofrimento e/ou morte iminente.

▶ Transtornos orgânicos gerais.

▶ Excitação maníaca ou hipomaníaca.

▶ Epilepsia.

▶ Manifestações tóxicas por cocaína ou anfetamina.

▶ Início de certas evoluções demenciais.

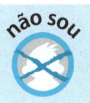

- ▶ A hipermnésia está relacionada mais com uma aceleração do ritmo psíquico geral do que a uma alteração isolada da memória.
- ▶ Está ligada a períodos ou eventualidades específicas ou emoções e sentimentos particularmente intensos.
- ▶ Na sua ocorrência, a capacidade para fixação e conservação de novos acontecimentos fica diminuídas.
- ▶ Pode ocorrer em estados não patológicos.
- ▶ Alguns autores referem a hipermnésia para os seguintes quadros:
  - neuroses obsessivo-compulsivas;
  - paranoia;
  - obsessões.

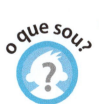

- ▶ NÃO É hipertrofia da memória.
- ▶ NÃO É ecmnésia.

Amnésia

- ▶ Incapacidade total ou parcial para lembrar experiências passadas.
- ▶ Breuler: amnésias são lacunas limitadas da memória que podem afetar:
  - o conteúdo (específicas ou sistematizadas) – palavras, nomes próprios, fatos, pessoas, números;
  - o tempo (inespecífica ou localizada) – períodos de tempo específicos.
- ▶ A amnésia pode afetar a capacidade de um ou mais dos processos envolvidos com a memória:
  - amnésia de fixação (memória imediata ou recente);
  - amnésia de evocação (memória remota).
- ▶ Descrevem-se os seguintes tipos de amnésia:
  - amnésia anterógrada ou de fixação:
    - refere-se aos fatos transcorridos depois da causa determinante do distúrbio;
    - perturbação da fixação (memória imediata ou recente);
    - a memória remota fica conservada;
    - presente na maior parte dos transtornos de origem orgânica.

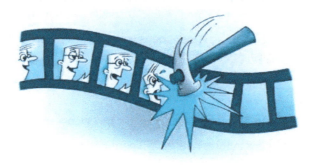

- amnésia retrógrada ou de evocação:
    - perda da memória para fatos ocorridos antes da causa determinante do distúrbio;
    - perturbação da evocação (memória remota);
    - geralmente consiste na perda de memória relativa a um espaço de tempo limitado que pode compreender horas, dias e, mais raramente, semanas, meses, ou anos antes da causa;
    - pode ser reversível ou irreversível;
    - é comum nos transtornos de ordem psicogênica quando não associada a amnésia anterógrada.

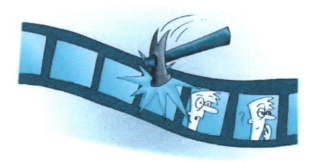

- Amnésia retroanterógrada ou total:
    - refere-se aos fatos ocorridos antes e depois da causa determinante do distúrbio;
    - atinge ao mesmo tempo a fixação e evocação;
    - mais comum após traumatismo cranioencefálico.

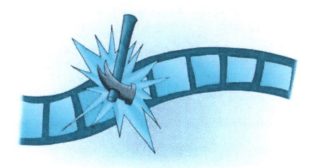

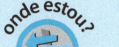

▶ Transtornos psicogênicos (geralmente amnésia retrógrada):
- amnésia dissociativa;
- fuga dissociativa;
- psicoses agudas.

▶ Transtornos orgânicos (geralmente amnésia anterógrada ou retroanterógrada):
- demências orgânicas;
- doença de Alzheimer;
- síndrome de Korsakov (por álcool);
- epilepsia – estados crepusculares;
- alcoolismo;
- uso de benzodiazepínicos e anestesias gerais;
- traumatismos cranianos;
- retardo mental;
- deficiências vitamínicas (Tiamina-B1).

▶ Quanto à origem a amnésia pode ser:
- psicogênica:
  - perda de elementos mnêmicos focais com valor psicológico específico (simbólico ou afetivo);
  - incidência mais rara que a neurológica;
  - geralmente se manifesta em forma de amnésia retrógrada. Extensa e severa;
  - não afeta a capacidade para novas aprendizagens.

73

- é contraditória e pode desaparecer por si mesma periodicamente ou pela hipnose;
- pode ocorrer esquecimento do próprio nome ou dados autobiográficos;

• orgânica ou neurológica:

- menos seletiva em relação ao conteúdo esquecido;
- no geral perde-se primeiro a capacidade de fixação (memória recente);
- apresentam problemas para novas aprendizagens;
- geralmente não esquecem o próprio nome e mantém a memória remota para eventos da infância e adolescência;
- para graus elevados necessitam dos cuidados de terceiros.

▶ A gradação da amnésia pode variar entre:

• geral ou total – esquecimento absoluto;

• parcial – lembrança incompleta.

▶ Quando o esquecimento se dá dentro de um espaço de tempo delimitado a amnésia é denominada lacunar.

▶ Denominações da amnésia:

• hipomnésia;
• hipofunção da memória;
• debilidade da memória;
• desordem da memória.

▶ Dismnésia: termo utilizado para referir-se a um grau menor de distúrbios amnésicos (esquecimento de nomes, números, fatos isolados, evaporação de lembranças, etc.), observados com frequência em indivíduos saudáveis.

▶ NÃO É distúrbio de atenção.
▶ NÃO É perturbação da consciência.
▶ NÃO É fuga de ideias (episódios maníacos).

ALTERAÇÕES QUALITATIVAS DA MEMÓRIA

Paramnésias

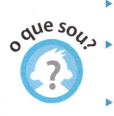

- ▶ Deformações do processo de evocação de conteúdos mnêmicos previamente fixados. A lembrança não corresponde à sensopercepção original.
- ▶ As distorções envolvem a inclusão de detalhes, significados ou emoções falsas aos fatos.
- ▶ Além das relações entre o real e o imaginário, as distorções da memória ocorrem com as relações temporais misturando presente e passado.
- ▶ Nas paramnésias são mantidas a capacidade de pensar, a inteligência e o juízo mas, pelas perdas das associações necessárias, são incapazes de chegar aos resultados fidedignos.
- ▶ Com menor intensidade, as falsificações da memória ocorrem em indivíduos sadios.
- ▶ Descrevem-se os seguintes tipos de paramnésias:
  - ilusões mnêmicas:
    – lembranças verdadeiras ou reais com acréscimos de elementos falsos ao núcleo da imagem mnêmica;
    – é a forma mais frequente de paramnésia.

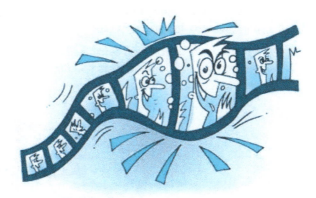

  - alucinações mnêmicas:
    – criações imaginativas com aparência de reminiscências que não correspondem a nenhuma lembrança verdadeira;
    – podem aparecer de modo repentino sem correspondência com nenhum acontecimento do momento;

- tanto as ilusões como as alucinações mnêmicas são os principais materiais para a construção dos delírios e alucinações nos enfermos psicóticos;

- fabulações:
  - preenchimento das lacunas de memória através de experiências imaginárias, imagens oníricas ou lembranças autênticas isoladas;
  - não há intenção de mentir ou enganar por parte do paciente dada a incapacidade de reconhecer as imagens como falsas ou deslocadas;
  - a fabulação diferencia-se das ilusões e das alucinações mnêmicas por se tratar de uma invenção que pode ser produzida, induzida ou direcionada, ao contrário das outras.

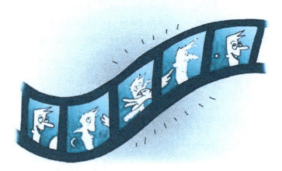

- Fenômeno do já visto e jamais visto:
  - ocorre quando uma situação nova é incorretamente considerada como repetição de memória de experiências anteriores (*déjà-vu*) ou quando uma situação antiga é vivida como se fosse a primeira vez (*jamais-vu*);
  - o *déjà-vu* está relacionado com o *déjà-entendu* e ao *déjà-pènsé* nos quais, respectivamente, uma conversa ou um pensamento são vividos como já ocorridos anteriormente;

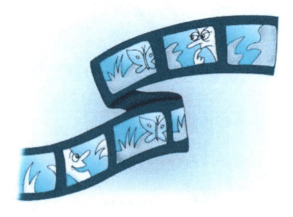

- criptomnésia:
    - irrupção de material mnêmico de forma repetitiva, podendo ocorrer num curto espaço de tempo;
    - o indivíduo não reconhece como lembrança e sim como um fato novo;
    - a repetição dos fatos pode ser de histórias contadas pelo próprio indivíduo ou por outras pessoas.

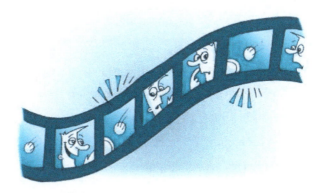

- ecmnésia:
    - afloramento com revivescência muito intensa de lembranças anteriores que pareciam esquecidas;
    - ocorre num breve período de tempo;
    - só é considerada ecmnésia quando as cenas evocadas vêm acompanhadas pela experiência (como se estivessem acontecendo agora), e não como uma lembrança isolada.

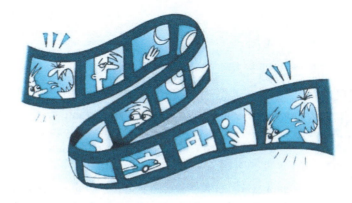

▶ As paramnésias são mais frequentes nos quadros orgânicos, mas podem estar presentes em alguns quadros de ordem psicogênica:

- transtornos psicóticos:
  - esquizofrenia paranoide;
  - síndrome maníaca;
  - histeria grave.
- transtornos de personalidade;
- transtornos mentais orgânicos:
  - síndrome de Korsakov (fabulações);
  - doença de Alzheimer (criptomnésia);
  - alcoolismo;
  - epilepsia;
  - retardo mental de grau moderado.

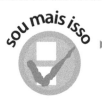

▶ Algumas formas de paramnésias, por suas modalidades imaginárias de memória, foram chamadas por alguns autores de amnésias autísticas.

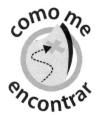

▶ NÃO É delírio.
▶ NÃO É alucinação.
▶ NÃO É distúrbio de atenção.

▶ Para todas as alterações qualitativas ou quantitativas da memória:
▶ Ao exame:
- em casos graves: necessidade da participação de familiares;
- a verificação do estado da memória, tanto da fixação (imediata) como da evocação (remota), pode ser feita de modo espontâneo no decorrer da entrevista durante o levantamento da história pessoal e dos antecedentes familiares;
- para averiguar a evocação pode-se repetir perguntas em tempos diversos da entrevista ou pedir o detalhamento dos fatos relatados, especialmente aqueles com aparente incoerência;

- durante a entrevista, a fixação pode ser pesquisada solicitando-se ao paciente que repita em ordem direta e inversa, séries numéricas de três a seis algarismos (sem correlação lógica entre os números e com enunciado pausado entre eles).

▶ O mesmo pode ser feito com frases curtas ou séries de palavras isoladas.

- quando necessário, fazer confirmação de dados com familiares.

▶ Exames laboratoriais:

- neuroimagem para esclarecimento dos exames neuropsiquiátricos.

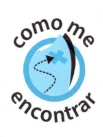

▶ Testes e escalas:

- escala de memória de Wechsler;
- miniexame do estado mental;
- teste de retenção visual de Benton;
- teste do aprendizado verbal da Califórnia;
- teste do aprendizado auditivo de Rey;
- teste de memória remota – apresentação de arquivos antigos (fotos de familiares, programas de tv, nome de pessoas populares, etc.), para averiguar se o paciente se lembra;
- teste de memória lógica – contar uma estória com pelo menos 15 elementos diferentes e pedir para o paciente repetir (um indivíduo normal consegue lembrar de cinco ou seis segmentos narrativos);
- testes de orientação temporal e atenção também são auxiliares para o diagnóstico de problemas mnêmicos.

Pés que marcham muitos, alguns se desviam, mas tudo é caminho. Tantos, grossos, brancos, negros, rubros pés, tortos ou lanhados, fracos, retumbantes... gravam no chão mole, marcas para sempre.
Carlos Drummond de Andrade (1902-1987), poeta.

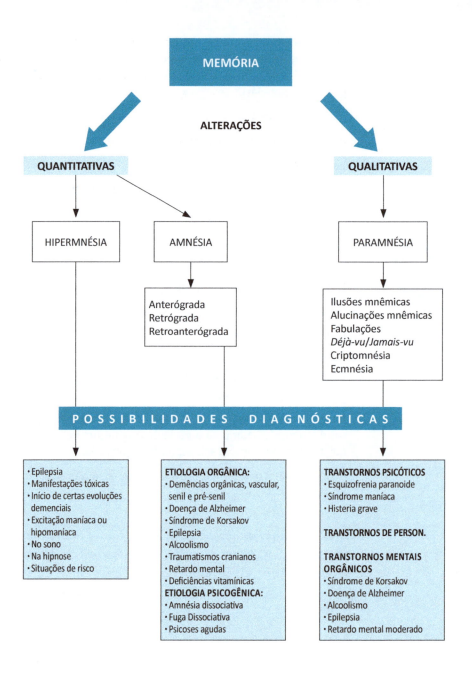

CAPÍTULO 5

Sensopercepção e Suas Alterações

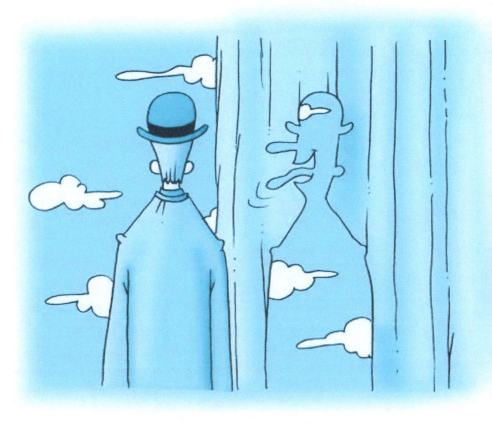

Inspirado na obra: *Decalcomania*, de René Magritte

SENSOPERCEPÇÃO

SENSOPERCEPÇÃO

Existem outros mundos, e estão neste.
Paul Éluard (1895-1952), poeta francês.

▶ A função psíquica denominada sensopercepção pode ser considerada a capacidade de o sujeito apreender na sua consciência os objetos do mundo, ou mesmo o próprio mundo. Ele faz a captação intuitiva (proporcionada pelos órgãos sensoriais) e a integração significativa (proporcionada pela consciência reflexiva).

▶ Jasper chamou a sensopercepção de consciência de objeto.

Não vemos as coisas como são, mas como somos.
Anais Nin (1914-1977), escritora americana.

▶ A primazia do conhecimento é dada pelas sensações (informações sensoriais), que são captadas e associadas pela percepção, que as associa com a memória e com o pensamento, ou seja, trazendo a consciência do estímulo. As sensações fornecidas pelos órgãos de sentidos são a matéria-prima para a consciência reflexiva.

▶ O reconhecimento de objetos depende da constância de percepção (memória visual-córtex temporal inferior) e neste processo identificatório os neurônios visuais no córtex pré-frontal disparam em resposta a objetos que são fisicamente diferentes, mas semanticamente relacionados.

▶ As sensações são captadas pelos órgãos sensoriais através dos receptores sensitivos, sendo transmitidos pelas vias aferentes neuronais até o córtex cerebral; podem ser externas e internas.

▶ A percepção é um processo dinâmico, construtivo, integrado e interpretativo das informações obtidas (processamento) para o reconhecimento do objeto e para guiar os movimentos, e duas funções que são por vias paralelas entre si.

▶ A percepção visual envolve uma interação entre a retina, núcleos talâmicos e várias áreas do córtex cerebral.

▶ A percepção visual faz representação 3D a partir de imagens 2D sobre a retina. O encéfalo no processamento dos dados da percepção usa regras previamente aprendidas sobre a estrutura do mundo na experiência do passado.

▶ Os estímulos sensoriais que chegam aos receptores sensoriais específicos tornam-se atividade eletroquímica, chamados de potencial de ação, que sofrerá codificação neural para ocorrer o fenômeno da percepção, o qual terá sua intensidade ligada à dos estímulos.

▶ As informações passam pelo tálamo (menos as olfativas) que as modula para otimizar a nitidez e faz a retransmissão (relé) para o mapa sensorial primário no córtex que, junto com as áreas corticais secundárias, fará a interpretação da imagem, pelos circuitos associativos intracorticais (comparação de padrões armazenados com os atuais).

▶ O córtex visual primário é o primeiro nível do processamento apresentando uma organização funcional com colunas de neurônios especializados; cada área do córtex visual transforma os dados recebidos pelos olhos e processa em relés sinápticos anteriores (neurônios excitatários e inibitórios) um sinal que representa a cena visual.

▶ Do córtex visual sai uma via para o córtex temporal (informações sobre o estímulo) e outra para o parietal (informação sobre a localização do estímulo e dados de orientação para o sistema motor).

▶ Os fenômenos perceptivos são registros virtuais em uma rede de conexões neuronais de grande plasticidade, a qual muda constantemente nos constantes processos adaptativos (remapeamento).

▶ Teorias da percepção visual:

- suas primeiras abordagens foram realizadas por filósofos – John Locke, David Hume e George Berkeley – tinham uma visão atomista da percepção, que se dava pela soma dos componentes;

- teoria de Marr (David Marr) – é a primeira das teorias, sendo atualmente de valor histórico, a qual propõe que o processamento visual ocorreria numa uma sequência de quatro estágios para ocorrer se completar:

  - a imagem seria percebida como um "esboço primitivo" ou rascunho inicial (diferenciação apenas de intensidade e cor no mapa neurológico retiniano);

  - completando o esboço primário começa uma nova etapa de processamento, que seria um rascunho 2 ½ D. (um processamento das distâncias dos intervalos entre as bordas e texturas);

  - finalmente, aparece o modelo ou representaçãoi representação 3D completa de nosso ambiente espacial, envolvendo a identificação da estrutura de objetos e materiais em nosso campo visual;

- teoria de Biederman (Irving Biederman) – diz que os objetos seriam esboçados (representação) como unidades perceptuais simples(aprendidas na infância) chamadas geons (componentes 3D simples – armazenados em grupo de 36 formas), e suas combinações posteriores formariam a totalidade da imagem, através de quatro pressupostos gerais da sua teoria:

  - objetos são representados como um arranjo de partes côncavas ou convexas;

  - os geons são distinguidos por contrastes;

- as relações entre os geons são explícitas e não implícitas;
- um número pequeno de geons é suficiente.

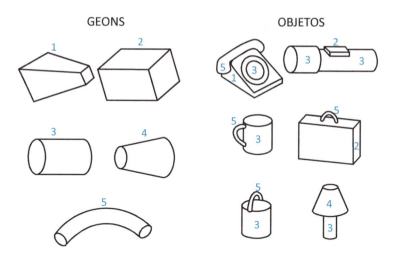

▶ A visão moderna – processamento – começou com Kant e no século XX foi estudado pelos psicólogos alemães Max Wertheimer, Kurt Koffka e Wolfgang Köler com a escola da Gestalt.

▶ Teoria da Gestalt – teoria da percepção da forma que se fundamenta em princípios de organização de figura e fundo, tais como:

- proximidade;
- fechamento;
- continuidade;
- similaridade;
- simetria e outros.

▶ A imagem percebida é mais que a soma dos elementos sensoriais, e sim fruto do processamento a partir das representações dos padrões armazenados na memória. O sistema visual processa as informações sensoriais de forma, cor, distância e movimentos de objetos de acordo com regras computacionais inerentes ao sistema. O resultado é a integração da experiência visual e dos circuitos neuronais formados pelo indivíduo.

▶ O processo visual de forma para a Gestalt ocorre de cima para baixo ou *top-down*, o que é característico da perspectiva cognitiva que estuda a percepção visual da forma com ênfase em esquemas e representações mentais, enquanto outros modelos falam de um processamento visual da forma, que é sintetizada no córtex visual após a recepção das informações da retina, ou seja, um processo de baixo para cima ou *bottom-up* (modelos neurofisiológicos ou comportamentais).

▶ Objeto = é tudo o que se nos apresenta na:

- percepção – imagem real (externa);

- representação – imagem representativa ou subjetiva (interna).

O desenho não é a forma. É a maneira de ver a forma.

Edgar Degas (1834-1917), pintor e escultor francês.

▶ Tipos de estímulos que serão sentidos e percebidos, no mundo exterior ou no nosso corpo, por estimulação dos órgãos receptores:

- gerais:
  - físicos (luz, som, etc.);
  - químicos (acidez, aroma, etc.);
  - biológicos (excitação sexual, cólica, etc.);
- específicos:
  - visuais;
  - auditivos;
  - olfativos;
  - gustativos;
  - táteis;
  - cenestésicos (sensações do organismo) e proprioceptivos (percepção do tônus muscular, da posição e dos movimentos do corpo).

ALTERAÇÕES QUANTITATIVAS DA SENSOPERCEPÇÃO

Hiperestesia

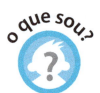

▶ Aumento da capacidade sensitiva, ou seja, a intensidade das sensações está exacerbada.

▶ As cores ficam intensas, os sons são altos, as cores são brilhantes, os ruídos ficam estrondosos, assim como os estímulos dolorosos.

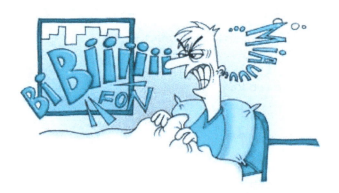

▶ Início de procedimento anestésico em cirurgias.

▶ Intoxicações por drogas (maconha, alucinógenos, etc.).

▶ Psicoses agudas e outras psicoses (esquizofrenia, mania, etc.)

▶ Estresse e outros estados de ansiedade.

▶ Aura epiléptica, algumas formas de epilepsia e enxaqueca.

▶ Estados de dor, hipertireoidismo e abstinência de ansiolíticos.

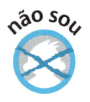

▶ NÃO É percepção aumentada por uso de aparelhos com o fim de melhorar a acuidade dos órgãos sensoriais.

▶ NÃO É capacidade adquirida por treinamento voluntário.

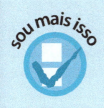

▶ Alguns autores chamam esta alteração de:
- oxiestesia – exacerbação da sensibilidade tátil;
- asfalgesia – presença de dor ao tato;
- caumestesia – aumento da sensibilidade térmica-tátil;
- oxipsia – exacerbação da sensibilidade visual.

Hipoestesia

▶ Diminuição da capacidade sensitiva, ou seja, a intensidade das sensações está minimizada.

▶ O mundo fica descolorido, os apetites e sabores quase desaparecem e mesmo os estímulos dolorosos têm uma queda em sua intensidade.

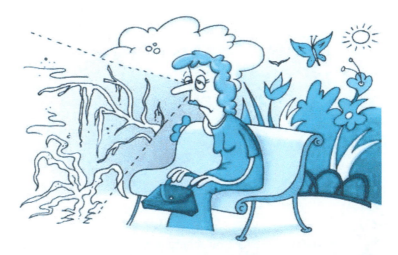

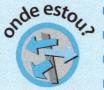

▶ Depressão maior (melancolia) e depressões pós-infecciosas e pós-traumáticas.
▶ Distúrbios neurológicos, epilepsia e outros transtornos orgânicos.
▶ Demência, estados catatônicos e confusionais.
▶ Conversões e estados de ansiedade.

▶ NÃO É dificuldade de percepção por alterações morfológicas dos órgãos sensoriais.
▶ NÃO É capacidade adquirida por treinamento voluntário (contra tortura).

Analgesia

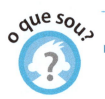

▶ Perda da sensibilidade para a dor, com conservação da sensibilidade tátil, térmica e discriminatória.

▶ Esquizofrenia, catatonia.
▶ Transtornos neurológicos, paralisia geral e demências em estado final.
▶ Melancolia.
▶ Hipocondria, somatizações, conversões e estados emocionais intensos.

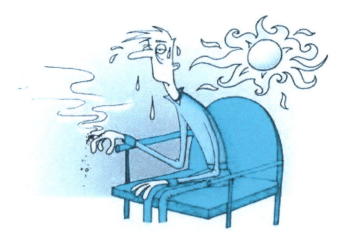

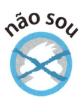

▶ NÃO É hanseníase ou doença dermatológica.
▶ NÃO É capacidade adquirida por treinamento voluntário (faquir).

ALTERAÇÕES QUALITATIVAS DA SENSOPERCEPÇÃO

Agnosias

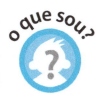

▶ É um transtorno da percepção no qual o paciente apresenta alterações específicas no reconhecimento de lugares, pessoas ou objetos.

▶ Consegue fazer as descrições quando os enxerga, no entanto, não consegue nomeá-los e identificá-los.

▶ Geralmente as agnosias são causadas por lesões do córtex cerebral associativo (córtex parietal posterior, córtex inferotemporal ou face lateral do córtex occipital).

▶ Estão relacionadas com a região sensorial lesada (visual, auditiva, tátil, cinestésica, olfativa, gustativa).

▶ Elas são:

- visuais – são aquelas em que o indivíduo percebe corretamente o objeto, ou seja, faz a descrição das formas e cores do mesmo, mas não o nomeia, não o qualifica ou não o localiza. Podem ser:

  – simples – quando existe a percepção correta do objeto, mas o indivíduo é incapaz de nomeá-lo;

  – ambientais – quando não existe o reconhecimento do ambiente que lhe pertence;

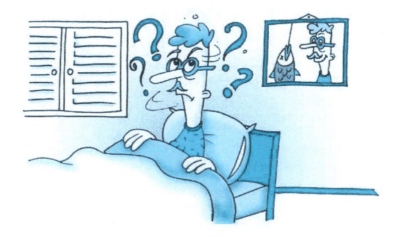

– prosopagnosia – quando existe dificuldade ou incapacidade de reconhecer faces, ou um elemento dentro de grupos específicos de coisas (p. ex., uma panela dentro dos equipamentos de cozinha);

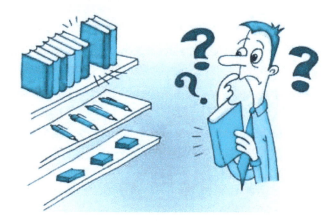

– acinetosia – é uma incapacidade de percepção e reconhecimento da velocidade dos objetos circundantes, como, por exemplo, quando se joga uma bola para o indivíduo e ele vai agarrá-la tardiamente;

– acromatópsia – quando a lesão cerebral impossibilita o indivíduo de identificar cores;

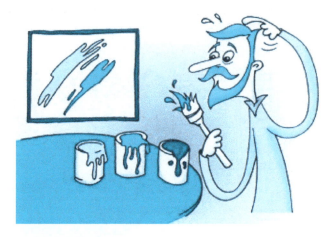

• tátil – não consegue reconhecer as formas pelo tato (primária), ou reconhece a forma, mas não identifica (astereognosia);

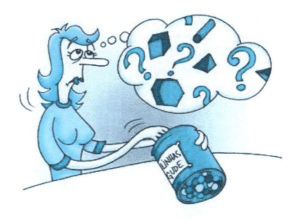

- receptiva ou verbal – é a incapacidade de compreender a fala das pessoas que conversam com ele;

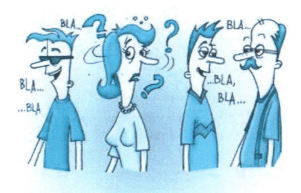

- alexia agnóstica – quando lê as palavras de um texto, mas não consegue compreende-lo;
- auditiva (amusia) – é a incapacidade de reconhecer os sons musicais, além de outros sons;

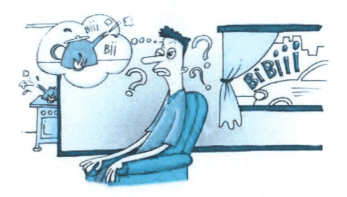

- cinestésicas e proprioceptivas – quando o paciente não identifica partes do seu corpo ou daquilo que o circunda. É também chamada de assomatognosia ou síndrome de indiferença (lesões do córtex parietal posterior) e manifesta-se quando, por exemplo, solicita-se que o paciente copie um desenho, e ele risca apenas a parte direita do quadro, ignorando a lado esquerdo deste;

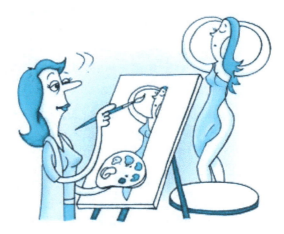

- anosognosia – o paciente não reconhece uma deficiência ou transtorno corporal que lhe pertence;

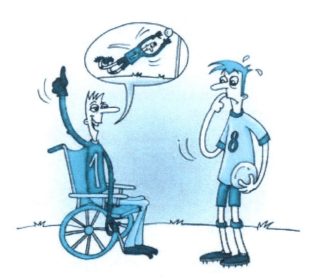

- anosodiaforia – incapacidade de identificar o estado emocional no qual se encontra;
- simultanagnosia – não faz reconhecimentos simultâneos de objetos.

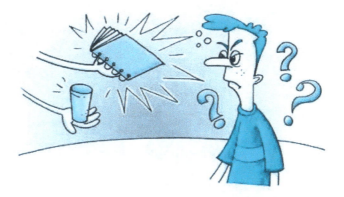

▶ Em diversas lesões cerebrais.

▶ O hemisfério cerebral direito é predominante para o reconhecimento simples dos objetos (lesão – agnosias aperceptivas), enquanto o hemisfério esquerdo é mais efetivo para identificá-los (lesão – agnosias associativas).

▶ Foi Freud quem primeiro usou o termo agnosia.

▶ As agnosias olfativas e gustativas são raras.

Ilusão

▶ Percepção alterada (falsa percepção) de um objeto real e presente.

▶ Geralmente as alterações do objeto são morfológicas.

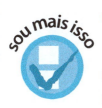

▶ São mais frequentes as visuais, mas podem ser auditivas, olfativas, etc.

▶ Podem ser de três tipos:

- por falta de atenção – são percepções imprecisas e errôneas, nos casos de comprometimento da consciência neurológica, além de situações de estresse e fadiga;

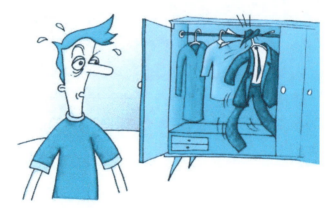

- afetivas (catatímicas) – são percepções distorcidas pois estão eivadas de conteúdo emocional. Por exemplo: percepção errônea de ter visto o carro da namorada saudosa;

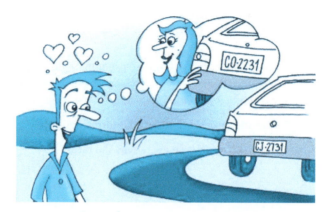

- pareidolias – imagens criadas a partir de estímulos imprecisos ou de figuras abstratas (projeções). Por exemplo: ficar vendo São Jorge ou coelhinhos na superfície lunar, interpretações de quadros de arte moderna e teste de Rorschach.

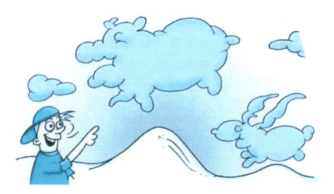

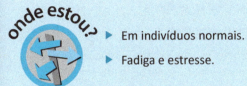
- Em indivíduos normais.
- Fadiga e estresse.

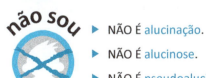
- NÃO É alucinação.
- NÃO É alucinose.
- NÃO É pseudoalucinação.

Alucinação

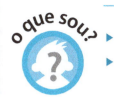
- Percepção clara, definida e convicta de um objeto inexistente.
- Essas percepções são vivenciadas como fenômenos próprios do mundo do sujeito.

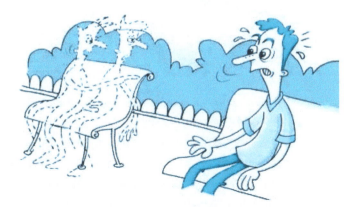

- Tipos de alucinações (conforme o receptor sensorial envolvido):
  - auditivas – quase sempre imperativas (comandam) e persecutórias; muito frequentes nas esquizofrenias:
    - acoasmas – ruídos elementares (estrondos, zumbidos, etc.). Geralmente na enxaqueca;
    - divulgação do pensamento – o paciente tem a sensação de que seu pensamento está sendo ouvido pelas pessoas que o cercam (esquizofrenia);
    - eco do pensamento – repetição do próprio pensamento (esquizofrenia);
    - sonorização do pensamento – escutar o próprio pensamento (esquizofrenia);

- visuais – geralmente de etiologia orgânica ou exógena:

  – fotopsias – são simples: cores, pontos e brilhos;

  – imagem pós-óptica – são representações involuntárias, impositivas e repetitivas de atividades nas quais o indivíduo esteve ocupado por diversas horas (profissionais ou lúdicas). Por exemplo: contabilistas, operários de linha de montagem, jogadores de jogos eletrônicos);

  – cenográficas – complexas, movimentadas e assustadoras;

  – micropsia (liliputiana) – percebe objetos menores do que realmente são (carrinhos, casinhas e gnomos).

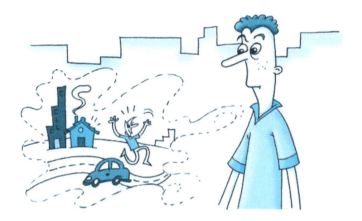

  – macropsia (gulliveriana) – percebe os objetos maiores do que realmente são (pessoas e coisas gigantes);

  – síndrome de Alice no País das Maravilhas – quadro clínico de enxaqueca com macropsias e micropsias de formas geométricas;

  – autoscópicas – visão de si mesmo como um duplo. É um produto secundário da despersonalização, e geralmente não é um fenômeno, unitário pois é acompanhado de delírios e vivências delirantes.

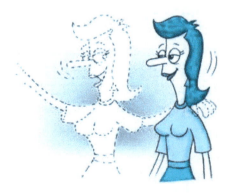

- *flashback* – reexperiência visual intensa de eventos passados (estresse pós-traumático) e drogas;

- zoopsias – visões de bichos assustadores no *delirium tremens* dos abstinentes do álcool. Atenuam-se com aumento de outros estímulos (luz, som);

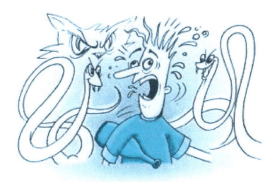

- ictais – são alucinações simples e repetitivas (cores brilhantes e ruídos vagos), presentes na epilepsia, cercando a crise convulsiva, ou outros fenômenos desta doença, de duração breve, e de conteúdo formado pelo material da memória;

- extracampinas – ocorrem fora do próprio campo sensorial (esquizofrenia);

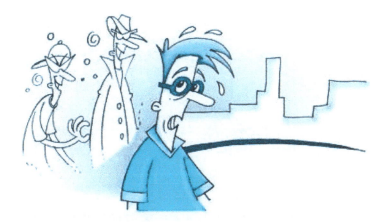

- olfativas e gustativas – epilepsia e esquizofrenia (venenos e produtos químicos na comida);

- táteis ou hápticas (sensibilidade cutânea) – geralmente sentem a presença de insetos e outros pequenos animais andando pela pele, além de sentirem novelos de fios enroscados no corpo, os quais ficam tentando retirar (encontradas no *delirium tremens* e em alcoólatras de longa data);

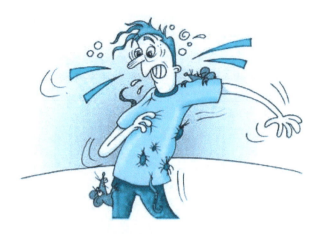

- corporais – distúrbios sensoperceptivos em relação ao corpo. São:
    - cinestésicas – sensações deformadas em relação ao corpo e seus órgãos (desmanchando, inchando, encolhendo, etc.), que podem caminhar para quadros mais complexos (transformações, possessões demoníacas, "eletrizações", etc.);
    - síndrome do "membro fantasma" – ocorre em indivíduos que sofreram amputação de algum membro, e continuaram suas percepções e ações dentro do esquema corporal anterior à perda sofrida; sentem o membro e lhes dão realidade espacial ao se movimentar;

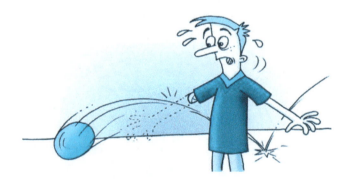

    - genitais – sensação de violação e manipulação dos órgãos genitais, podendo até ocorrer orgasmos; os pacientes tomam medidas de proteção (cintos protetores, cobertores) para evitar o possível assédio;
    - motoras ou musculares (cinestésicas) – percepção alterada em relação aos movimentos musculares do próprio corpo (caindo, subindo, balançando, etc.). Podem ser: ativas ou passivas, e acabam sendo cercadas de interpretações delirantes de perseguição e influência. Por exemplo: quadros esquizofrênicos, como também em pessoas nos cultos religiosos sendo "movidas" pelos demônios;

– influência corporal – assim como as alucinações genitais, o corpo do indivíduo sofre influências "de fora" que o levam a apresentar vivências de formação de doenças e lesões físicas. Por exemplo: o paciente tem a sensação que "alguém colocou" um tumor em seu estômago para lhe matar. Também podem ter sensações de "roubo" de vísceras, ou de ter havido a colocação de animais em suas cavidades corporais;

– síndrome de Cottard – sente que seu corpo está sem vida, sendo que suas vísceras não mais funcionam, e o seu corpo está desaparecendo. A interpretação que acompanha este fenômeno sensoperceptivo denomina-se delírio de negação de órgãos ou niilista;

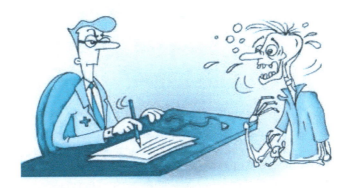

– térmicas – outro tipo de alucinação tátil, em que existe uma percepção errônea dos fenômenos térmicos. Ex.: o chão está em brasas, o vento está cortando a pele do rosto, etc.;

– hígricas – percepções anormais de intensa umidade corporal, com vivências de rejeição e nojo;

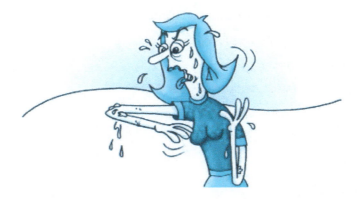

– desfiguração corporal (dismorfofobias) – percepções distorcidas do esquema corporal, geralmente no sentido do aumento do mesmo. Podem ser bizarras com percepções de grandes inchaços, deformações, assimetrias, mudanças de contornos, grandes entorses (esquizofrenia e abuso de drogas), ou atenuadas, como percepções anormais do esquema corporal, principalmente do tecido adiposo (anorexia nervosa);

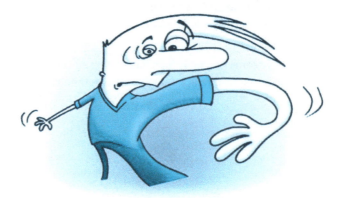

- outras alucinações:

    - hipnagógicas (ao adormecer) e hipnopômpicas (ao despertar – série de percepções alteradas durante a passagem do ciclo sono-vigília. Por exemplo: sensação de estar despencando de um precipício, além de algumas visões. Podem ocorrer em pessoas normais;

    - sensação do "acompanhante" – o paciente tem a sensação de estar acompanhado por alguém, chegando a ter comportamentos condizentes com este fato;

    - combinadas (sinestésicas) – misto de vários tipos de alucinações de forma concomitante.

▶ Esquizofrenia, psicoses agudas, parafrenias.
▶ Transtornos esquizoafetivos.
▶ Epilepsia.
▶ Transtornos de etiologia orgânica.
▶ Transtornos de etiologia exógena.
▶ Transtornos alimentares.

▶ NÃO É ilusão.
▶ NÃO É alucinose.
▶ NÃO É pseudoalucinação.

- Existe um conflito conceitual sobre a alucinação; se a percepção exige ou não a presença do chamado objeto. Haveria uma somatória de fatores predisponentes, tanto neurofisiológicos como ambientais, formando um germe alucinatório?
    - Numa metáfora poderíamos dizer que quando um indivíduo "alucina" um cabide na parede, no local existe pelo menos uma sujeira de mosquito.
    - E o perdido no deserto que "descobre" o lago de água (refração – ilusão), ou mesmo um oásis (alucinação)?
- Associação com outros fenômenos psicopatológicos:
    - alucinações associadas a ideias delirantes – 90%;
    - ideias delirantes associadas a alucinações – 35%;
    - alucinações mistas (geralmente auditivas e visuais) – 20%.

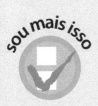

- O termo alucinação foi criado pelo psiquiatra francês Jean Etienne Dominique Esquirol (1782-1840).
- As alucinações funcionais são aquelas desencadeadas por estímulos sensoriais.
- Características das alucinações em transtornos de etiologia predominantemente orgânica:
    - longas e complexas, porém de intensidade variável, sendo mudadas através de outros estímulos;
    - lateralizadas no campo sensorial deficitário;
    - conteúdo intenso e cenográfico;
    - crítica preservada, sem alterações da consciência neurológica.
- Características das alucinações em transtornos esquizofrênicos e afins:
    - longas, globais, complexas e estáveis;
    - conteúdo imperativo, paranoide e ameaçador;
    - predominantemente auditivas, com grande tipicidade;
    - lucidez do ponto de vista da consciência neurológica;
    - ausência de crítica em relação à alucinação.

Há pintores que transformam o sol em um ponto amarelo, mas há outros que, com ajuda de sua arte e inteligência, transformam um ponto amarelo em sol.
Pablo Picasso (1887-1973), pintor e escultor espanhol.

Falsos Reconhecimentos

▶ É uma alteração complexa da percepção e do reconhecimento (agnosia de identificação), onde existem para o paciente vários tipos de sósias; este fenômeno está presente em algumas síndromes delirantes crônicas, e em virtude disto é acompanhado de alterações da consciência reflexiva e do conteúdo do pensamento (delírios). São elas:

- síndrome de Capgras – em que o paciente está convencido de que uma pessoa da família é sósia de alguém desconhecido;

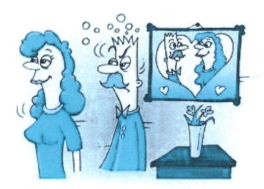

- síndrome de Frégoli – ocorre a falsa identificação de pessoas familiares em estranhos que, embora fisicamente diferentes, são psicologicamente iguais;

- intermetamorfose – quando o paciente faz uma falsa identificação, física e psíquica, do familiar e do estranho;

▶ Pode ser também um fenômeno menos complexo, encontrado em alguns quadros orgânicos cerebrais, onde o paciente não identifica pessoas de seu círculo familiar, ou reconhece pessoas estranhas como velhas conhecidas.

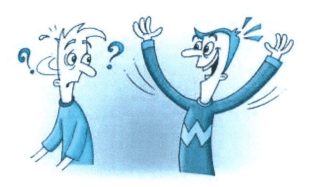

- NÃO É fenômeno do já visto ou do jamais visto.
- NÃO É ilusão.
- NÃO É alucinação.
- NÃO É alucinose.
- NÃO É pseudoalucinação.

Alucinose

- Percepção clara, definida, porém sem convicção de um objeto inexistente.
- O sujeito percebe o objeto como estranho a sua pessoa, ou seja, tem crítica da estranheza do fenômeno.
- Alguns autores consideram a alucinose como alucinação orgânica.
- Wernicke foi o primeiro a utilizar este termo, ao descrever os alcoolistas.
- Alucinose alcoólica – vozes que tratam o paciente na terceira pessoa; existe preservação da crítica e níveis normais de consciência neurológica.
- Alucinose visual – encontrada em patologias e tumores neurológicos (pedúnculo e tronco cerebral), abuso de drogas alucinógenas e síndrome de Charles Bonnet (déficit visual grave).

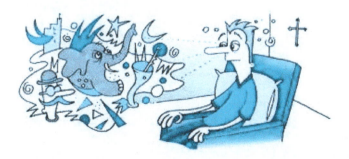

- Transtornos orgânicos cerebrais (locais e gerais).
- Abuso de drogas.

Pseudoalucinação

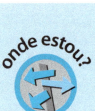

- São imagens representativas involuntárias e impostas ao mundo interior do paciente, não possuindo projeção.
- Estas imagens são voláteis, sem intensidade e pouco nítidas.
- São fenômenos que estão entre as alucinações e as representações. É como se fosse a expressão sensorial de um pensamento muito predominante.
- Geralmente são visuais, e menos frequentemente auditivas (que Seglas denominou linguagem interior).
- Baillarger chamou alucinação psíquica (imagens de palavras) de pseudoalucinação, pois lhes falta a sensorialidade, mas é imposta ao mundo interno.
- Clérambault descreveu uma série de pseudoalucinações e as denominou-as de síndrome de automatismo mental.
- Não devem ser confundidas com eidetismo, o qual é voluntário.

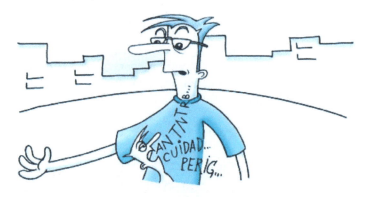

- Aparecem com frequência em quadros esquizofrênicos.
- Transtornos de humor.
- Estresse e fadiga.
- Quadros de delírio onírico leves.
- Abuso de drogas.

▶ Ao exame:
- pesquisar o padrão comportamental frente aos estímulos ambientais e corporais, e a intensidade de suas sensações e percepções;
- considerar deficiência física;
- comparar eventos atuais sensoperceptivos com outros semelhantes na história pregressa do paciente;
- pesquisar possíveis alterações neurológicas;
- manter objetividade no questionário;
- ficar atento à fácies e ao olhar do paciente, pois ele poderá estabelecer "contatos" com as alucinações, até mesmo "conversar" com as mesmas;
- evitar substantivos abstratos ou expressões de duplo sentido;
- ficar atento às respostas do paciente à situação presente (a própria entrevista);
- considerar os aspectos culturais do paciente (crença religiosa, profissão, naturalidade);
- pesquisar o tipo de alucinação (auditiva, visual, etc.);
- pesquisar a complexidade (ruídos indefinidos, cores, cenas, fonemas extensos);
- pesquisar a intensidade (quase imperceptíveis ou vívidas e brilhantes);
- pesquisar a estabilidade e duração, ou seja, o grau de permanência (momentâneas ou duradouras; fixas ou variáveis);
- pesquisar sobre o grau de "realismo" e convicção da alucinação, verificando se ele consegue distingui-la das percepções normais ou lhe dá caráter de realidade;
- pormenorizar todos os fenômenos manifestos.

▶ Testes e escalas:
- questionário de avaliação quantitativa da sensopercepção.
- outros testes padronizados:
  – Rorschach;
  – teste de Retenção Visual de Benton;
  – figuras complexas de Rey;
  – teste de cubos de Kohs;
  – teste gestáltico visomotor, também conhecido como teste de Bender.

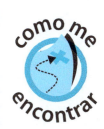

SENSOPERSEPÇÃO

ALTERAÇÕES	POSSIBILIDADES DIAGNÓSTICAS
QUANTITATIVAS	
Hiperestesia	• Intoxicação por drogas (maconha, alucinógenos, etc.) • Psicoses agudas e outras psicoses (esquizofrenia, mania, etc.) • Estresse e outros estados de ansiedade • Aura epiléptica, algumas formas de epilepsia e enxaqueca • Estados de dor, hipertireodismo e abstinência de ansiolíticos • Início de procedimento anestésico em cirurgias
Hipoestesia	• Conversões e estados de ansiedade • Depressão maior (melancolia) e depressões pós-infecciosas e pós-traumáticas • Distúrbios neurológicos, epilepsia e outros transtornos orgânicos • Demência, estados catatônicos e confusionais
Analgesia	• Esquizofrenia, catatonia, transtornos neurológicos, paralisia cerebral e demências em estado final • Melancolia, hipocondria, somatizações, conversões e estados emocionais intensos
QUALITATIVAS	
Agnosias	• Lesões cerebrais específicas
Ilusão	• Em condições normais • Estresse e fadiga
Alucinação	• Esquizofrenia, psicoses agudas, parafrenias • Transtornos esquizoafetivos • Epilepsia • Transtornos de etiologia orgânica • Transtornos de etiologia exógena • Transtornos alimentares
Falsos Reconhecimentos	• Transtornos orgânicos cerebrais • Delírios crônicos
Alucinose	• Transtornos orgânicos cerebrais • Abuso de drogas
Pseudoalucinação	• Psicoses esquizofrênicas • Transtornos de humor • Estresse • Abuso de drogas • Delírios crônicos

CAPÍTULO 6

Humor
e Suas Alterações

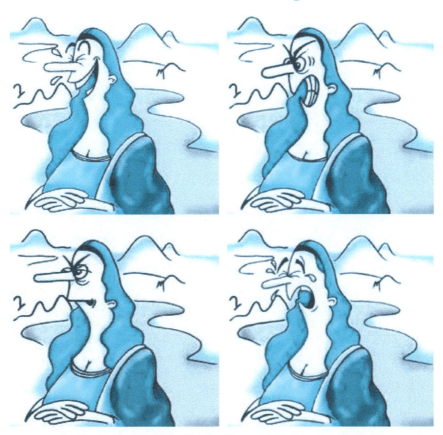

Inspirado na obra: *Mona Lisa* (*La Gioconda*), de Leonardo da Vinci

HUMOR

HUMOR

O humor é a quintessência da alma.

Millôr Fernandes, escritor.

▶ É um estado de ânimo básico, uma disposição primária que vai determinar consideravelmente a maneira do indivíduo experimentar as emoções e os sentimentos.

▶ Esse tônus afetivo do indivíduo é resultado de uma combinação de fatores psíquicos e somáticos.

▶ Representa uma forma estável e persistente de sentir-se afetado.

▶ Pode apresentar modificações, diante de circunstâncias internas e/ou externas (alterações do humor), porém o tônus do humor sempre permanece ou retorna a seu estado básico.

▶ Apresenta uma variação entre dois polos: exaltação e rebaixamento.

▶ É responsável por fornecer um sentido particular à percepção de mundo da pessoa. Exerce grande influência sobre as demais funções psíquicas, a qual Bleuler denominou catatimia.

▶ Pode ser caracterizado pela sua estabilidade (consistência do humor), reatividade (mudança do humor em reação a circunstâncias externas) e duração (persistência do humor).

O verdadeiro brasão de cada um é a sua cara.

Marcel Jouhandeau (1888-1979), escritor francês.

ALTERAÇÕES DO HUMOR

Rebaixamento

Cada um sabe a dor e a delícia de ser o que é.
Caetano Veloso, cantor e compositor.

- Inibição do estado de ânimo do indivíduo.
- Predominância de sentimentos desagradáveis.
- Lentidão e inibição da atividade psíquica.
- Apresenta variação entre leve (humor abatido e tristeza acentuada) e grave (melancolia e perda do interesse e do prazer), podendo até se apresentar acompanhado de manifestações psicóticas.
- Pode vir acompanhado de sintomas somáticos: inapetência, palidez, pele fria, insônia ou sonolência excessiva.
- Pode apresentar psicomotricidade lentificada.

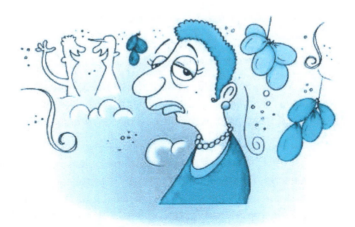

- Depressão maior unipolar.
- Transtorno depressivo recorrente.
- Transtorno bipolar.
- Transtornos persistentes do humor (ciclotimia e distimia).
- Transtornos de ajustamento.
- Transtorno de estresse pós-traumático.

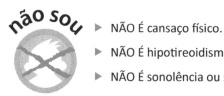

- NÃO É cansaço físico.
- NÃO É hipotireoidismo (essa doença pode levar à depressão).
- NÃO É sonolência ou sedação por uso de substâncias químicas.

- Também denominada hipotimia.
- No rebaixamento a queixa mais comum é da sensação de insuficiência, sem a presença de uma causa aparente.
- A depressão é o transtorno do humor mais frequente.
- O transtorno depressivo costuma ocorrer juntamente com transtornos de ansiedade.
- A idade média de início da depressão unipolar é de 25 a 35 anos.
- Na depressão primária, o transtorno do humor é o problema principal (predominantemente genético ou endógeno), já na depressão secundária o transtorno do humor decorre de algum problema físico ou psicológico (predominantemente situacional ou circunstancial).
- Depressão episódica, primária e com, no mínimo, 2 semanas de duração: depressão maior unipolar.

- Depressão mais leve, com mais de 2 anos de duração: distimia.
- Do ponto de vista fisiológico, a depressão resulta de um baixo nível de atividade neurológica, que por sua vez é causada por quantidades insuficientes de neurotransmissores (noradrenalina e serotonina) nas sinapses.
- Do ponto de vista psicodinâmico, mais especificamente para Freud, a depressão relaciona-se com a perda de um objeto real ou simbólico significativo. Quando o objeto é perdido, a pessoa introjeta esse objeto ao próprio eu. Se existisse um sentimento de ambivalência da pessoa pelo objeto perdido, todo ódio inconsciente que mantinha pelo objeto será voltado para si próprio, provocando assim sentimento de culpa, baixa autoestima, aumento excessivo de autocrítica, resultando na depressão.
- Os transtornos depressivo e bipolar do humor estão associados a um significativo componente de risco genético.
- Os transtornos do humor apresentam-se como um dos distúrbios médicos mais comuns e por isso vêm sendo foco de muitas pesquisas. Alguns dados importantes:
  - estima-se que 8% da população sofrerão de um transtorno do humor em algum momento da vida;

- os transtornos depressivos apresentam maior índice: em mulheres, pessoa de baixa renda, com menos acesso à educação, desempregados ou recentemente divorciados;
- o risco de suicídio, durante a vida, entre indivíduos com transtorno do humor é de 10% a 15%.

▶ Ao exame:
- avaliar início, duração e evolução dos seguintes sintomas:
  - grau de inibição psíquica (apatia e desinteresse), grau de estreitamento do campo vivencial (perda do prazer) e grau do sofrimento moral (autoestima baixa, sentimento de culpa);
  - presença de sintomas somáticos (palidez, inapetência) e alterações na fisiologia da pessoa (insônia, perda de apetite);
  - investigar antecedentes familiares e fatores externos que podem ter desencadeado o transtorno;
- observar resposta ao tratamento proposto.

▶ Testes e escalas:

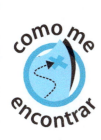

- escalas de autoavaliação (são econômicas, rápidas, mas sua confiabilidade não é grande, já que alguns transtornos prejudicam o julgamento e a crítica do paciente). Devem ser utilizadas juntamente com outros métodos de avaliação;
- HDRS – escala de Hamilton para avaliação de depressão (Hamilton, 1960; adaptada por Blacker, 2000);
- escala de avaliação para depressão de Montgomery-Asberg (Montgomery e Asberg, 1979);
- BDI – inventário de depressão de Beck (Beck et al., 1961; revisada por Beck et al., 1979);
- HADS – *Hospital Anxiety and Depression Scale* (Zigmond e Snaith, 1983; validada por Botega et al.);
- Escala de depressão pós-parto de Edinburgh (Cox et al., 1987; traduzida por M.F.S. dos Santos e C.C. Moraes; supervisionada por J.D.F.P. Santos; validada por M. F. S. dos Santos, F.M.C. Martins e L. Pasquali).

▶ Mais utilizadas atualmente:
- 1) HDRS – avalia anedonia e disforia.
- 2) HADS – mede sintomas depressivos e ansiosos.
- 3) BDI – avalia o grau da depressão: leve, moderado e grave.

115

▶ Laboratório:

- teste de supressão de dexametasona (DST) – o transtorno depressivo maior e o transtorno bipolar se associam à taxa de 40% a 50% de não supressão pela dexametasona, enquanto a depressão unipolar grave ou psicótica se associa a 80 a 90% de não supressão.

- a *American Psychiatric Association* concluiu que apenas em 40 a 70% das vezes o teste é fidedigno, não tendo portanto relevância prática;

- neuroimagem – A tomografia por emissão de pósitrons (PET), demonstrou em alguns estudos, redução da atividade metabólica nos lobos frontais nas depressões unipolar e bipolar. A maioria dos estudos com tomografia computadorizada por emissão de fótons isolados (SPECT), demonstrou redução global do fluxo sanguíneo cerebral em pacientes deprimidos;

- neuropatologia – foi observada em alguns estudos, uma perda de células gliais no córtex pré-frontal esquerdo nos transtornos unipolar e bipolar do humor, e uma redução do tamanho e da densidade dos neurônios da substância cinzenta da mesma região no transtorno depressivo maior.

Exaltação

▶ Aumento do estado de ânimo do indivíduo.

▶ Predominância de sentimentos agradáveis.

▶ Aceleração e aumento da atividade psíquica e da motricidade.

▶ Pode apresentar fuga de ideias, logorreia e necessidade de falar.

▶ Diminuição da necessidade de sono.

▶ Apresenta variação entre euforia (sensação de alegria exagerada e desproporcional) e exaltação patológica (sensação de autoestima inflada e poder).

▶ Transtorno bipolar.

▶ Mania franca.

▶ Hipomania.

▶ Psicoses.

▶ Transtornos mentais causados pelo uso de estimulantes e outras drogas.

▶ Ciclotimia.

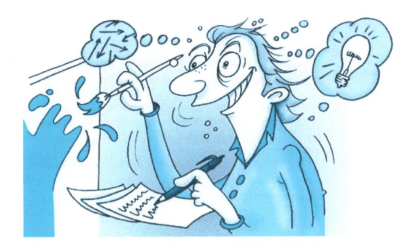

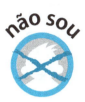

▸ NÃO É hipertireoidismo ou outras afecções endocrinológicas.

▸ NÃO É resultado de melhor condicionamento físico por treinamento voluntário.

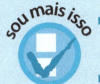

▸ Também denominada hipertimia.

▸ A exaltação eufórica do humor (mania) pode se apresentar em alternância com o rebaixamento do humor, caracterizando o transtorno bipolar.

▸ A mania também pode ser secundária; resultado de alguma doença ou efeito colateral de alguma droga.

▸ Condutas de irritação ou desconfiança são comuns, em virtude das situações conflitivas que os pacientes acabam tendo com o mundo circundante. Em algumas circunstâncias eles podem chegar a delírios de perseguição.

▸ Do ponto de vista fisiológico, a mania resulta de um alto nível de atividade neurológica, devido a um número excessivamente alto de neurotransmissores.

▸ É comprovada a presença de uma vulnerabilidade genética para esses transtornos.

▸ A mania franca, ou transtorno bipolar, manifesta-se principalmente entre 15 e 30 anos, e a incidência é igual entre homens e mulheres.

▶ Ao exame:

- avaliar o grau de elevação do humor, se há alternância com rebaixamento do humor, atividade motora, interesse sexual, sono, irritabilidade, quantidade e velocidade da fala e conteúdo do pensamento;
- a investigação semiológica dessa alteração deve ser feita com muito cuidado e com observações de várias entrevistas durante meses, pois são de difícil diagnóstico em virtude do curso que seguem;
- é importante obter informações do paciente que apresenta essa alteração com outras pessoas, já que este experimenta o estado de maneira agradável, podendo por isso negá-lo.

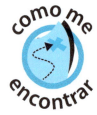

▶ Testes e escalas:

- escala de manias autoadministráveis (tem utilidade para pacientes com sintomatologia leve e moderada, já que as características dos quadros maníacos, como negação de sua condição, aceleração do pensamento e prejuízo cognitivo, tornam o uso desse instrumento pouco confiável);
- escala de avaliação de mania de Young (Young et al., 1978; traduzida, adaptada, modificada e elaborada por Vilela e Loureiro, 2000).

▶ Laboratório:

- nenhuma das variáveis bioquímicas investigadas até agora tem mostrado diferenças consistentes entre transtorno unipolar e transtorno bipolar do humor. Porém alguns exames como a neuroimagem, apresentam as suas primeiras contribuições;
- o aumento do volume dos ventrículos laterais, tem sido relatado com frequência no transtorno bipolar, porém evidências de anormalidades volumétricas em outras regiões anatômicas cerebrais são menos consistentes;
- a tomografia por emissão de pósitron (PET) mede quando e onde áreas de metabolismo de glicose altas e baixas ocorrem no cérebro e, a partir disso, podemos inferir os níveis de atividade neurológica. Na mania, o paciente apresenta taxa superior de metabolismo da glicose cerebral.

Disforia

▶ Exacerbação do estado de ânimo do indivíduo.

▶ Predominância de sentimentos de hostilidade.

▶ Irritação constante e incompatível com as situações vivenciadas.

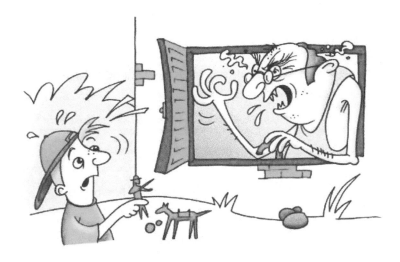

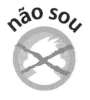

- Depressões e manias.
- Paralisia geral progressiva.
- Síndrome neurastênica.
- Senilidade.
- Epilepsia.
- Lesões do lobo frontal.
- Esquizofrenia hebefrênica e paranoide.
- Transtorno do ciclo menstrual.
- Transtornos persistentes do humor (ciclotimia e distimia).
- Síndrome de abstinência da maioria das drogas.

- NÃO É episódio isolado de reação aguda após frustração ou contrariedade.

- Alguns autores denominam mania disfórica ou depressão disfórica.
- É comum haver comportamentos agressivos e desproporcionais.
- Após o ato sexual, algumas pessoas ficam deprimidas, ansiosas e irritadas e isso se deve a várias causas, como por exemplo o medo de contrair doenças como a AIDS. Alguns autores denominam essas reações de disforia pós-coital.

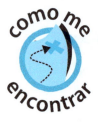

▶ Testes e escalas:

- questionário de sintomas de transtorno disfórico pré-menstrual (Teng et al., 2000).

Puerilidade

▶ Aparecimento de características infantis e pueris.

▶ Reações simplórias e ingênuas.

▶ Linguagem infantilizada e monótona.

▶ Pode haver irritabilidade, porém sem grande agitação psicomotora.

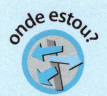

- Esquizofrenia hebefrênica.
- Retardo mental.
- Neurose histérica.
- Demência senil.
- Tumor cerebral.

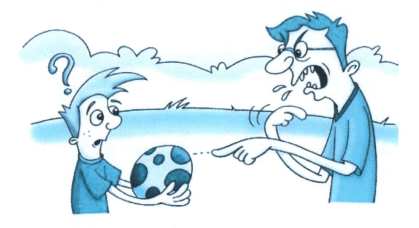

▶ NÃO É simples comportamento de "birra".

▶ NÃO É moria.

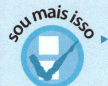 ▶ Alguns autores acreditam que a pessoa pode regredir a esse estado como uma defesa neurótica quando não consegue suportar a angústia.

Moria

▶ Regressão a um estado afetivo infantil após lesões neurológicas do SNC.

▶ Predominância de sentimentos de alegria e comportamentos inadequados (caretas, palavrões e gargalhadas sem motivo aparente).

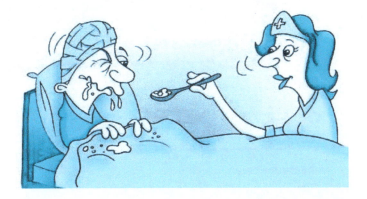

▶ Lesão de lobo frontal.
▶ Retardo mental.
▶ Quadros demenciais avançados.
▶ Psicoses senis e pré-senis.

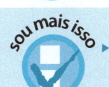
▶ NÃO É euforia maníaca.
▶ NÃO É puerilidade.

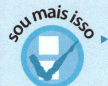
▶ Pode estar acompanhada de intranquilidade motora e obnubilação da consciência neurológica.

Irritabilidade Patológica

▶ Hipersensibilidade a estímulos ambientais com respostas agressivas e inadequadas.

▶ Perturbação fácil e exagerada pelas sensações auditivas e visuais.

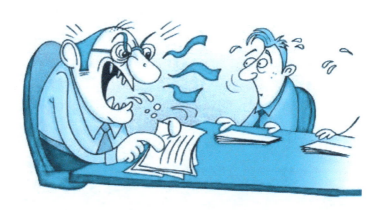

▶ Epilepsia.
▶ Transtornos depressivos e da ansiedade.
▶ Esquizofrenia.
▶ Neurastenia.
▶ Fadiga crônica.
▶ Paralisia geral progressiva.
▶ Personalidade psicopática explosiva.
▶ Intoxicação aguda nos transtornos mentais decorrentes do uso de álcool e outras drogas.

▶ NÃO É ação hostil deliberada e planejada contra alguém ou alguma coisa.

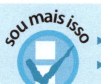

▶ A pessoa não faz distinção entre fatos sem importância ou importantes.
▶ J. Falret, em 1861, apontou como traço predominante do epiléptico.

HUMOR	
ALTERAÇÕES	**POSSIBILIDADES DIAGNÓSTICAS**
Rebaixamento	• Depressão maior unipolar • Transtorno depressivo recorrente • Transtornos de ajustamento • Transtorno de estresse pós-traumático • Transtorno bipolar • Transtornos persistentes do humor (ciclotimia e distimia)
Exaltação	• Transtorno bipolar • Hipomania • Psicoses • Transtornos mentais causados pelo uso de estimulantes • Ciclotimia • Mania franca
Disforia	• Depressões e manias • Paralisia geral progressiva • Síndrome neurastênica • Senilidade • Epilepsia • Lesões do lobo frontal • Síndrome de abstinência de quase todas as drogas • Esquizofrenia hebefrênica e paranoide
Puerildade	• Esquizofrenia hebefrênica • Retardo mental • Personalidades imaturas • Tumor cerebral • Demência senil
Moria	• Lesão lobo frontal • Retardo mental • Quadros demenciais avançados • Psicoses senis e pré-senis
Irritabilidade Patológica	• Transtornos depressivos e de ansiedade • Epilepsia • Esquizofrenia • Neurastenia • Fadiga crônica • Paralisia geral progressiva • Personalidade psicopática explosiva • Intoxicação aguda nos transtornos mentais decorrentes do uso de álcool e outras drogas

CAPÍTULO 7

Emoções e Sentimentos e Suas Alterações

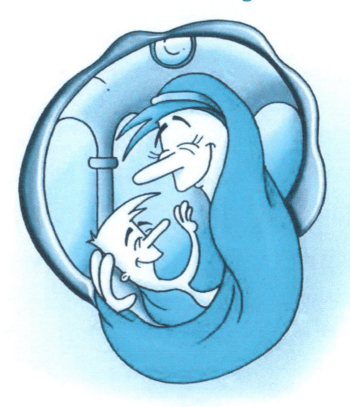

Inspirado na obra: *Nossa Senhora e o Menino*, de Donatello

EMOÇÕES E SENTIMENTOS

EMOÇÕES

Que hei de fazer de mim que sofro tudo anjo e demônio,
angústias e alegrias?

Vinícius de Moraes (1913-1980), poeta.

▶ É um estado afetivo intenso, momentâneo, involuntário e de início repentino, decorrente de uma reação psíquica e somática frente a um estímulo interno ou externo, necessário para a sobrevivência.

▶ É uma experiência subjetiva acompanhada de manifestações fisiológicas, que leva a uma mobilização somática.

▶ Além de provocar respostas autonômicas, a emoção provoca manifestações comportamentais ou motoras e hormonais. Por exemplo: uma situação que gera medo, provoca uma reação de defesa, com respostas comportamentais (alerta, congelamento e fuga), autonômicas (alteração da frequência cardíaca e pressão arterial) e hormonais (que vão reforçar a resposta autonômica).

▶ A emoção ocorre quando um estímulo significativo é detectado pelos sistemas neurais (encefálicos). Em geral, esse processo acontece de forma inconsciente.

▶ A paixão é uma emoção especial, pois além de ser extremamente intensa é mais persistente.

▶ Teoria das emoções:

- James Lange, proposta por William James (psicólogo americano, 1842-1910) e Karl Lange (fisiologista dinamarquês, 1834-1900), no século XIX. A experiência emocional subjetiva é causada por uma percepção das manifestações fisiológicas e comportamentais (informação reativa). Essa teoria não se sustentou, porém experimentos apontaram que a informação retroativa não causa, mas influi na experiência emocional.

- Cannon-Bard, proposta por Walter Cannon (fisiologista americano, 1871-1943) e seu aluno Philip Bard (1898-1977), no final da década de 1920. Foi a primeira teoria a considerar as bases neurais das emoções. Propôs que as reações emocionais seriam produzidas pelo hipotálamo, sendo este inibido pelo córtex e tálamo. A proposta foi reformulada mais tarde por outros autores, já que o tálamo não exerce influência inibitória sobre o hipotálamo.

- Circuito de Papez, proposto por James Papez (anatomista americano, 1883-1958) em 1937: abandonou a ideia de centros isolados de coordenação emocional e criou o conceito de circuito, onde um conjunto de regiões neurais conectadas de forma circular (o córtex cingulado, o hipocampo, o hipotálamo e os núcleos anteriores do tálamo) estava envolvido com os vários aspectos das emoções (o sentimento, as reações comportamentais e os ajustes fisiológicos).

- Paul MacLean (médico e neurocientista americano, 1913-2007) em 1952, elaborou o circuito de Papez, acrescentando outras regiões neurais, que passou a ser chamado de sistema límbico.

  - principal diferença: no circuito de Papez o córtex cingulado é responsável por fornecer a base para a experiência subjetiva, enquanto na teoria do sistema límbico de MacLean (o hipocampo é o responsável por essa função).

  - Apesar de estudos posteriores apontarem algumas falhas na teoria de MacLean (principalmente acerca da função do hipocampo), a sua ideia de sistema límbico ainda é utilizada.

- Regiões neurais de regulação nos circuitos das emoções (atualmente):

  - córtex cingulado: recebe projeções de diversas outras regiões corticais associativas, e com elas fornece a base para a experiência subjetiva das emoções;

  - hipocampo: consolida a memória de conteúdo emocional;

  - amígdala: recebe as informações sensoriais e interiores provenientes do córtex e do tálamo, avalia sua natureza emocional e comanda as regiões responsáveis pelos comportamentos e ajustes fisiológicos adequados (no hipotálamo e no tronco encefálico);

  - hipotálamo: controla as manifestações fisiológicas que acompanham as emoções, realizando essa tarefa através do sistema nervoso autônomo e do sistema endócrino.

▶ Damasio aponta a região do córtex pré-frontal ventromedial como detectora importante de estímulos mais complexos capazes de desencadear emoções mais elaboradas.

▶ Teoria psicodinâmica das emoções de Freud (neurologista austríaco e fundador da psicanálise, 1915-1982): são processos de descarga ou acumulação de tensão no aparelho psíquico (inicialmente inconscientes) que vão ser percebidos posteriormente pela consciência, como sensações que vão do prazer ao desprazer.

▶ A emoção tem sido amplamente estudada através de estudos por imagem ou traçados eletromagnéticos, já que suas manifestações fisiológicas podem ser medidas.

- Estudos recentes por imagem demonstram que:

  - existem vias neurais na emoção que não passam por áreas corticais envolvidas no pensamento, ou seja, a emoção pode ser experienciada antes da cognição;

– a amígdala é nitidamente ativada no processo da emoção (inconsciente), porém não é ativada na experiência do sentimento (mais consciente);

– lesões no córtex pré-frontal afetam emoções interpessoais e os sentimentos provenientes destas.

► As emoções mais básicas se dividem em cinco categorias principais:

- exaltadas (emoção de alegria);

- rebaixadas (emoção de tristeza);

- agressivas (emoção de raiva);

- autopreservação biológica e psíquica (emoção de medo);

- interpessoais (emoção de afeição).

SENTIMENTO

Pobre é o amor que pode ser descrito.
William Shakespeare (1564-1616), escritor inglês.

▶ Estado afetivo mais brando e duradouro em relação às emoções e integrados a elas.

▶ Não tem caráter tão reativo como a emoção e geralmente não leva a um desequilíbrio somático intenso.

▶ Apresenta-se revestido de conteúdos intelectuais, valores e representações e por isso é mais consciente.

▶ Os sentimentos são subjetivos, vivenciados de forma particular e individual e, portanto, bastante variados e numerosos.

▶ Os sentimentos provêm das emoções mais básicas, mantendo correlações tonais com as mesmas e podendo se apresentar das formas mais variadas possíveis.

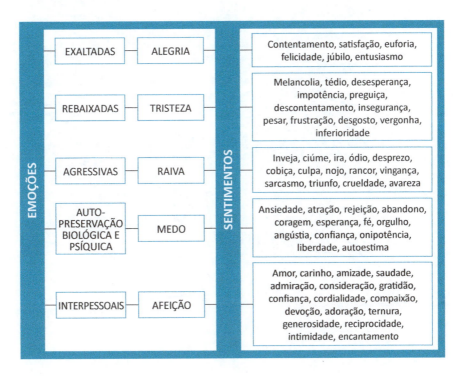

▶ Do ponto de vista fisiológico, os sentimentos estão relacionados com as estruturas superiores do neocórtex.

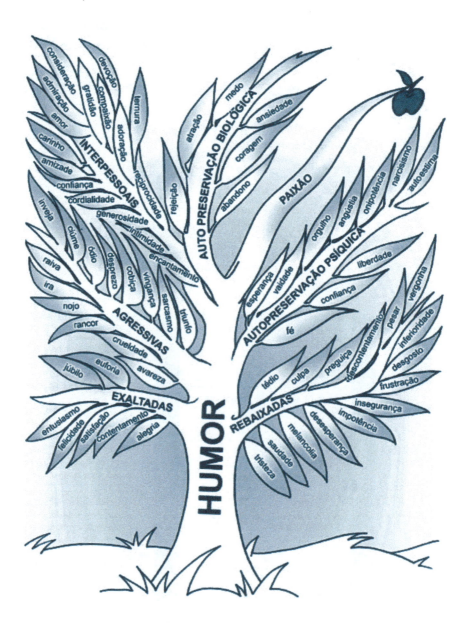

ALTERAÇÕES DAS EMOÇÕES E DOS SENTIMENTOS

Apatia

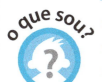

- Indiferença afetiva frente à situação vivenciada.
- Diminuição acentuada da excitabilidade.
- A pessoa não consegue sentir a experiência, porém não perde a capacidade de perceber sua importância.

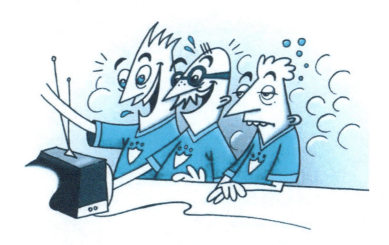

- Principalmente nos quadros depressivos.
- Psicoses agudas.
- Lesão cerebral.
- Esquizofrenia.
- Demência.
- Transtorno de personalidade antissocial.
- Retardo mental.
- Transtornos neuróticos.

- NÃO É sedação ou sonolência medicamentosa.
- NÃO É cansaço físico.

Anedonia

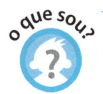

▶ Incapacidade total ou parcial de sentir prazer pela vida.

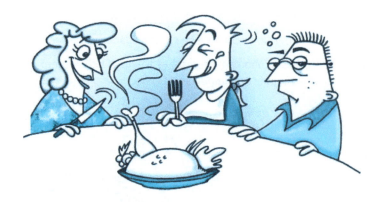

▶ Transtornos depressivos.
▶ Esquizofrenia.
▶ Transtorno de personalidade.
▶ Neuroses graves.

▶ Em geral ocorre simultaneamente com a apatia.

Sentimento de Falta de Sentimento

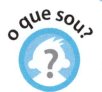

▶ Vivência amargurada e bastante sofrida da experiência de não conseguir sentir emoções.
▶ A pessoa sabe que deveria estar se emocionando em determinada situação, mas não consegue.

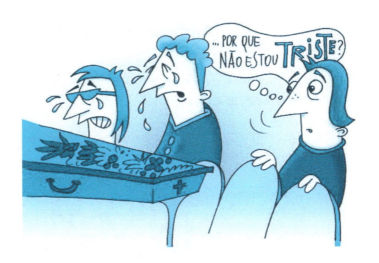

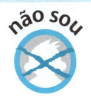

- Quadros depressivos graves.
- Esquizofrenia.
- Personalidade psicopática.

- NÃO É apatia.

Embotamento Afetivo

- Desaparecimento significativo de qualquer tipo de vivência afetiva, com mudanças visíveis na fisionomia e no jeito de agir do paciente.

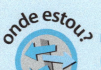

- Sintoma negativo da esquizofrenia.
- Retardo mental.

Ambivalência Afetiva

▶ Presença de sentimentos opostos pelo mesmo objeto, ocorrendo simultaneamente.

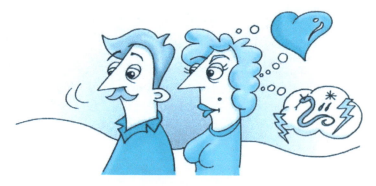

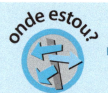

▶ Esquizofrenia.

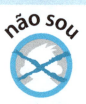

▶ NÃO É dúvida ou indecisão.

▶ A ambivalência afetiva é considerada patológica quando os afetos opostos persistem sem que nenhum deles influa ou predomine sobre o outro.

▶ Pode aparecer também em alguns transtornos neuróticos.

Labilidade Afetiva

▶ Mudanças rápidas e imotivadas das emoções e dos sentimentos, que ocorrem na maioria das vezes diante de estímulos reais, porém de forma desproporcional e exagerada.

▶ Oscilações de uma reação emocional para outra. Por exemplo: o paciente está contando algo bom e sorrindo e de repente começa a chorar e volta a sorrir em seguida.

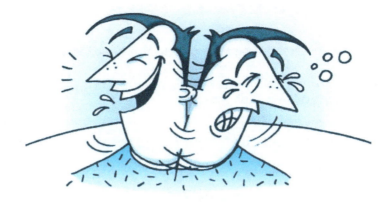

- Síndromes pós-traumáticas.
- Retardo mental.
- Senilidade.
- Depressão grave.
- Mania.
- Esquizofrenia.
- Transtorno de ansiedade grave.
- Tumor cerebral.
- Paralisia geral progressiva.

- Também denominada instabilidade afetiva ou metamimia.

Incontinência Emocional

- Incapacidade de conter as emoções. A resposta afetiva é qualitativamente adequada, porém quantitativamente desproporcional.

- ▶ Demência vascular.
- ▶ Doenças degenerativas do sistema nervoso central.
- ▶ Tumor cerebral.
- ▶ Quadros de ansiedade grave.
- ▶ Quadros depressivos.
- ▶ Senilidade.
- ▶ Retardo mental.
- ▶ Transtorno de personalidade.
- ▶ Esquizofrenia.

- ▶ Às vezes o sujeito manifesta intenção de conter a emoção, porém sem sucesso.
- ▶ Não deve ser usado como sinônimo de instabilidade emocional.

Sentimento de Insuficiência

▶ Sentimento de inutilidade e de falta de capacidade para a realização de qualquer ação, podendo ou não estar associado a uma impossibilidade real.

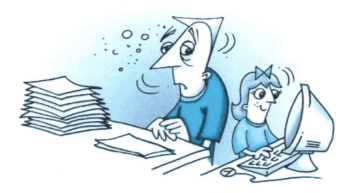

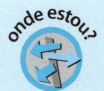

▶ Quadros depressivos.

Angústia Patológica ou Aflição

Há angústias sonhadas mais reais que as que vida nos traz.
Fernando Pessoa (1888-1935), poeta português.

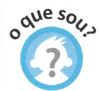

▶ Sofrimento profundo e persistente, que não se encontra ligado a nenhum fato real ou objeto.

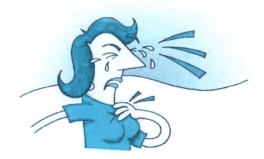

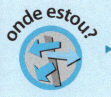

▶ Principalmente na depressão maior.

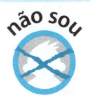

▶ NÃO É angústia existencial (sentimento inerente à condição humana).

Sentimentos Especiais dos Quadros Esquizofrênicos

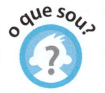

▶ Sentimentos inadequados, com reações afetivas do paciente, incongruentes aos estímulos presentes.

▶ Aparecimento de sentimentos qualitativamente novos, indefinidos e incompreensíveis, que são experimentados com sensação de estranheza pelos esquizofrênicos.

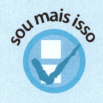

▶ Para Bleuler, a inadequação dos sentimentos acontece devido à dissociação afetiva (dissolução das lógicas do sentimento), a qual considera um sintoma primário da esquizofrenia.

▶ Alguns autores acreditam que esses "sentimentos novos" aparecem na fase que antecede o delírio.

Transtornos da Ansiedade

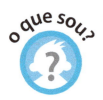

▶ Manifestação de apreensão e preocupação excessiva diante de objetos, eventos, atividades ou situações específicas, geralmente acompanhadas por sintomas somáticos.

▶ Pode também se apresentar na forma de medo acentuado, antecipação apreensiva e esquiva.

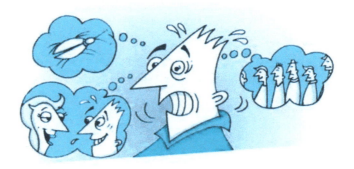

▶ Transtorno de ansiedade generalizada (TAG) – ansiedade excessiva, diante de diversos eventos ou atividades.

▶ Agorafobia – ansiedade fóbica diante de locais ou situações de onde possa ser difícil ou embaraçoso escapar ou ficar sem auxílio. Ex.: multidões, filas, pontes.

▶ Fobia social – medo acentuado e persistente de uma ou mais situações sociais e de desempenho nas quais o indivíduo é exposto a pessoas estranhas ou a um possível exame crítico pelos outros.

▶ Fobia específica – medo sugerido pela presença ou antecipação de um objeto ou situação específica. Por exemplo: animais, altura, trovão.

▶ Transtorno de pânico – manifestação da ansiedade como ataques de pavor recorrentes acompanhados de sinais e sintomas físicos e cognitivos.

▶ Transtorno obsessivo compulsivo (TOC) – sofrimento decorrente de obsessões (pensamentos, impulsos ou imagens, intrusivos e inadequados, que causam ansiedade) ou compulsões (comportamentos ou ações repetitivas que a pessoa se sente compelida a fazer com a função de aplacar a ansiedade).

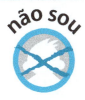

▶ NÃO É ansiedade normal para autopreservação biológica.
▶ NÃO É depressão, mas é comum apresentarem-se associados.
▶ NÃO É síndrome de intoxicação por anfetamina, cafeína ou cocaína.

▶ Os transtornos de ansiedade apresentam grande comorbidade entre si.
▶ Ansiedade e esquiva podem trazer grande comprometimento da rotina normal, das atividades profissionais ou de outros relacionamentos da pessoa.
▶ A etiologia dos transtornos de ansiedade é psicofisiológica.
▶ Experimentos sugerem que a ansiedade pode ser causada pela hiperativação das vias serotoninérgicas e noradrenérgicas e pela consequente hiperatividade das sinapses nessas vias sobre o sistema límbico.
▶ A maioria dos transtornos de ansiedade tem componentes hereditários.

▶ Ao exame:
- para avaliar se uma reação emocional é normal ou alterada, avalia-se a dimensão da reação da pessoa diante da vivência relatada e o tempo de duração da reação emocional, com o intuito de verificar a presença ou não de emoções ou sentimentos desproporcionais, sem sentido ou inadequados;
- é fundamental que o examinador tenha um conhecimento psicodinâmico, já que os sentimentos são dotados de representações subjetivas e será necessária uma investigação das relações interpessoais do paciente;
- investigar antecedentes familiares;
- verificar presença de sintomas somáticos.

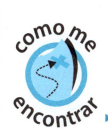

▶ Testes e escalas:
- Escala de Ansiedade de Hamilton (HAM-A; Hamilton, 1959).
- Escala de Ansiedade de Beck (Beck et al., 1988).
- Escala Clínica de Ansiedade (CAS-*Clinical Anxiety Scale*; Snaith et al., 1982).
- Escala Breve de Ansiedade (BAS; Tyrer et al., 1984).
- Escala Breve de Avaliação Psiquiátrica (BPRS, Overall et al., 1962).

- Escala para Pânico e Agorafobia (*Panic and Agoraphobia Scale*; Bandelow, 1995; traduzida por F. Lotufo);
- Escala de Problemas e Objetivos (*Target Scale*; Gelder e Marks, 1996; traduzida por L.M. Ito e L.A. Araújo).

▶ Escalas de auto avaliação:

- Inventário de Ansiedade Traço-Estado (IDATE:Spielberger et al., 1970);
- Escala de Ansiedade de Zung (Zung, 1971);
- Escala de Ansiedade Manifesta de Taylor (Taylor, 1953);
- Sub-escala de Ansiedade do Symptom Checklist (SCL-90; Derogatis et al., 1973);
- Escala Hospitalar de Ansiedade e Depressão (HADS; Zigmond e Snaith, 1983);
- Diário de Ataques de Pânico (*Panic Attack Diary*; Marks et al., 1993; Basoglu et al., 1994; traduzida por L.M. Ito);
- Questionário de Medos e Fobias (*Fear and Phobia Questionnaire*; Marks e Mathews, 1979; traduzida por L.M. Ito e L.A. Araújo);
- Escalas de Cognições Agorafóbicas (*Agorafobic Cognitions Questionnaire*; Chambless et al., 1984; traduzida por L.M. Ito);
- Questionário de Sensações Corporais (*Body Sensations Questionnaire*; Chambless et al., 1984; traduzida por L.M. Ito);
- Escala de Fobia Social (*Liebowitz Social Anxiety Scale*; Liebowitz, 1987);
- Escala de Esquiva e Desconforto Social (*Social Avoidance and Distress Scale*; Watson e Friend, 1969; traduzida por P. Barros Neto);
- Escala de Medo da Avaliação Negativa (*Fear of Negative Evaluation*; Watson e Friend, 1969; traduzida por P. Barros Neto);
- Escala *Yale-Brown* de Obsessões e Compulsões (*Yale-Brown Obsessive Compulsive Scale*; Goodman et al., 1986; traduzida por Asbahr et al.).

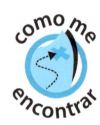

▶ Laboratório:

- testes de provocação para transtorno de pânico: inalação de dióxido de carbono ou infusões intravenosas de substâncias como a cafeína e flumazenil, podem induzir ataques de pânico em pacientes predispostos. Porém, apesar do uso clínico dos testes de provocação, ser defendido por alguns pesquisadores, são mais utilizados nas pesquisas dos transtornos de ansiedade;
- estudos por imagem: registram grande atividade na amígdala no transtorno de ansiedade social e estresse pós-traumático;
- marcadores biológicos para transtorno de ansiedade: ECG, EEG, radiografia de tórax;
- ecocardiograma: prolapso da válvula mitral geralmente está associado à ansiedade.

EMOÇÕES E SENTIMENTOS	
ALTERAÇÕES	**POSSIBILIDADES DIAGNÓSTICAS**
Apatia	• Principalmente nos quadros depressivos • Psicoses agudas • Lesão cerebral • Esquizofrenia • Demência • Transtorno de personalidade antissocial • Retardo mental • Transtornos neuróticos
Anedonia	• Transtornos depressivos • Esquizofrenia • Transtorno de personalidade • Neuroses graves
Sentimento de falta de sentimento	• Quadros depressivos graves • Esquizofrenia • Personalidade psicopática
Embotamento afetivo	• Sintoma negativo da esquizofrenia • Retardo mental
Ambivalência afetiva	• Esquizofrenia
Labilidade afetiva	• Retardo mental • Senilidade • Depressão grave • Mania • Esquizofrenia • Transtorno de ansiedade grave • Síndromes pós-traumáticas • Tumor cerebral • Paralisia geral progressiva
Incontinência emocional	• Quadros depressivos • Quadros de ansiedade grave • Senilidade • Tumor cerebral • Retardo mental • Transtorno de personalidade • Demência vascular • Esquizofrenia • Doenças degenerativas do SNC
Sentimento de insuficiência	• Quadros depressivos
Angústia patológica ou aflição	• Principalmente na depressão maior
Transtornos da ansiedade	• Transtorno de ansiedade generalizada (TAG) • Agorafobia • Fobia social • Fobia específica • Transtorno de pânico • Transtorno obsessivo-compulsivo (TOC)

CAPÍTULO 8

Pensamentos e Suas Alterações

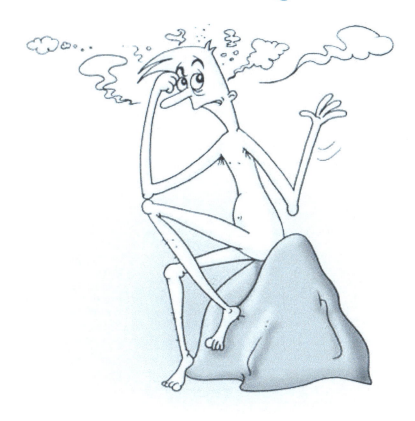

Inspirado na obra: *O Pensador,* de Auguste Rodin

PENSAMENTO
(processo racional, razão)

PENSAMENTO
(processo racional, razão)

As coisas mais belas são ditadas pela loucura e escritas pela razão

André Gide (1869-1951), escritor francês

▶ É a função mental que caracteriza o "nascimento" do ser humano (*Homo sapiens*).

▶ Nessa função concorrem as funções cognitivas:

- sensopercepção;
- inteligência;
- consciência;
- atenção;
- memória;
- emoção;
- vontade.

▶ Helmholtz, pouco antes de Freud, desenvolveu a teoria das inferências inconscientes na cognição na qual diz que o encéfalo usa evidências dos sentidos para decidir sobre a identidade mais provável do objeto que está causando essas sensações, porém o faz sem que se tenha consciência desse processo. Por mais de 50 anos suas ideias foram a ignoradas, mas posteriormente acumularam evidências de que grande parte do processo cognitivo é inconsciente

▶ Sua constituição é resultado da agregação de:

- conceitos (essência das coisas);
- juízo (relação entre os conceitos);
- raciocínio (relação dos juízos).

▶ A expressão do pensamento é dada pela linguagem, onde se pode observar a sua forma e conteúdo, que irá variar de indivíduo para indivíduo.

▶ O pensamento lógico-formal obedece a três princípios básicos:

- princípio da identidade;
- princípio da causalidade;
- princípio da relação da parte ao todo.

▶ A neurofisiologia do pensamento tem como principal região envolvida o córtex pré-frontal, que realiza o seguinte processo:

- córtex pré-frontal dorsolateral – recebe as informações pelas vias aferentes, que são captadas pelo sistema sensorial. As informações novas são comparadas com as já existentes, que estão armazenadas (memória de longo prazo). Esse processo indispensável ao curso do raciocínio é tarefa da memória operacional;

- córtex cingulado anterior – as informações obtidas na etapa anterior (córtex pré-frontal dorsolateral) são aí processadas, entretanto entra em cena o raciocínio lógico para resolver problemas e tomar decisões. A atenção é focalizada para as informações que entram, fixando objetivos e planejando ações;

- córtex pré-frontal ventromedial – nesta localização os comportamentos são planejados utilizando os ajustes necessários (ordenação temporal, circunstâncias sociais, objetivos) para concretizá-los.

ALTERAÇÕES DO CURSO DO PENSAMENTO

Pensamento Inibido

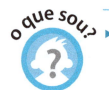

▶ Lentidão no raciocínio, com diminuição da capacidade nas operações básicas, conceitos e juízos: com característica marcante de pensamento sem produção.

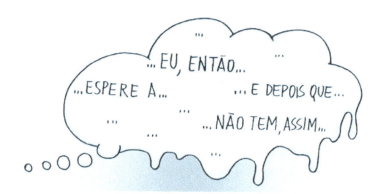

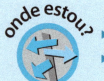

▶ Quadros depressivos graves.
▶ Quadros demenciais.

▶ Junto com o pensamento inibido observam-se dificuldades nas lembranças, emoções toscas, estímulos sensoriais prejudicados e limitação das representações.
▶ Também há dificuldade de compreensão e de respostas a perguntas dirigidas ao indivíduo.

Lentificação do Pensamento

▶ Pensamento de progressão lenta, mas sem comprometimento dos conceitos e juízos, apenas ocorrendo com dificuldade.
▶ Também conhecido como bradipsiquismo.

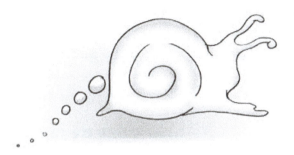

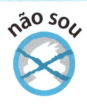
- Depressões graves.
- Alterações quantitativas de consciência neurológica.
- Abuso de drogas.

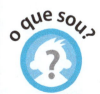
- NÃO É pensamento inibido.

Aceleração do Pensamento

- Pensamento com o curso acelerado em que múltiplas ideias aparecem uma após a outra, sucessivamente com aumento expressivo de velocidade.
- Também conhecido como taquipsiquismo.

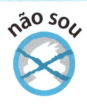
- Mania franca ou grave, hipomania.
- Transtorno de ansiedade generalizada grave.
- Abuso de drogas (alucinógenos, anfetaminas e cocaína).

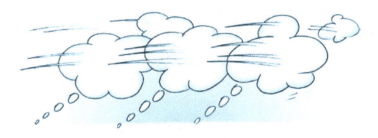

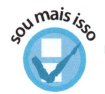
▶ Geralmente acompanhado de logorreia.

Fuga de Ideias

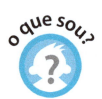
▶ Alteração em que a velocidade do curso de pensamento está tão aumentada que ocorre um "atropelamento" das ideias sem que qualquer uma seja concluída.
▶ Consequência da exacerbação da aceleração do pensamento.
▶ Pode existir um afastamento da ideia central, mas não apresenta confusão mental.

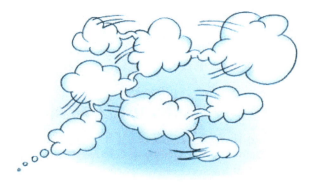

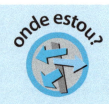
▶ Mania franca ou grave.

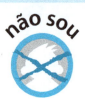
▶ NÃO É pensamento vago.

Descarrilhamento

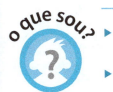

▶ Desvio súbito ou gradual do curso do pensamento, com idas e vindas para assuntos irrelevantes, sem bloqueio e retornando ao seu curso original.

▶ Acompanhando de diminuição da atenção voluntária.

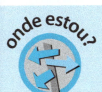

▶ Principalmente na esquizofrenia.

▶ Transtornos maníacos.

Pensamento Confusional

▶ Pensamento incoerente devido à diminuição da consciência neurológica, o que dificulta a memória e atenção e provoca a alteração do raciocínio.

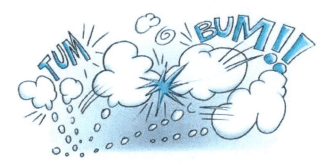

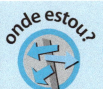

▶ Transtornos mentais orgânicos agudos.

Desagregação

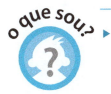

▶ Pensamento desarticulado sem associações claras, irreconhecíveis pela incoerência de seu curso, recheado de ideias fragmentadas, o que impede a compreensão do raciocínio.

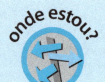
- Principalmente na esquizofrenia.
- Demências.

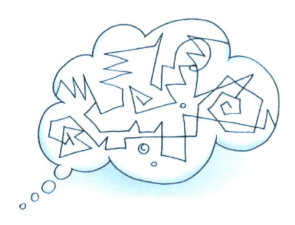

- NÃO É pensamento confusional.
- NÃO É fuga de ideias.
- NÃO É aceleração do pensamento.

Interceptação

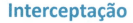

- O pensamento é bloqueado, com uma parada brusca, podendo ou não voltar a se completar ou iniciar outro.

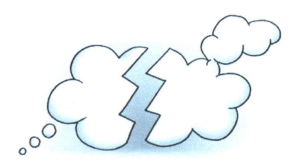

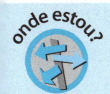
▶ Alteração típica da esquizofrenia.

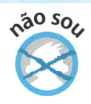
▶ NÃO É pensamento inibido.

Pensamento Prolixo

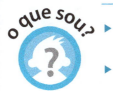
▶ Pensamento marcado pela incapacidade de síntese, por uma série de pormenores desnecessários, tornando o raciocínio difícil e sem conclusão do tema.

▶ Pensamento extenso, repetitivo, cansativo, sendo inconcluso ou finalizado com muito empenho.

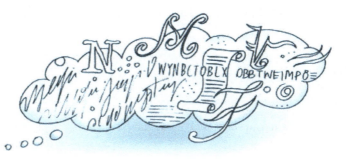

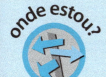
▶ Epilepsia.
▶ Personalidade anancástica.
▶ TOC.
▶ Retardo mental.
▶ Lesões cerebrais.

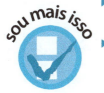
▶ Devido à impossibilidade para desenvolver o tema principal, o raciocínio torna-se desagradável ("chato").

▶ São tipos de pensamento prolixo:
  • Pensamento tangencial.
  • Pensamento circunstancial.

ALTERAÇÕES DO CONTEÚDO DO PENSAMENTO

A pessoa que não pensa pela própria cabeça, não pensa.
Oscar Wilde (1854-1900), dramaturgo irlandês.

Pensamento Pobre
(concreto, deficitário e demencial)

- Pensamento concreto, de estrutura rudimentar, com conceitos escassos de forma literal, sem abstração, que impossibilita a utilização do simbólico.
- Apresenta acentuada dificuldade para utilização de metáforas.
- É de uso imediato com generalizações inadequadas.
- Dificuldade na utilização de regras, perdendo assim a flexibilidade.
- Pode haver utilização da memória, porém sem integração.

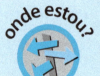

- Demências.
- Retardo mental.
- Esquizofrenia residual ou crônica.

- Na demência e na esquizofrenia crônica nota-se que as ligações conceituais foram fendidas, enquanto no retardo elas nunca existiram.

Pensamento Vago

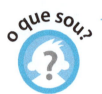

- Pensamento de conteúdo ambíguo, impreciso e indefinido, dificultando a clareza do raciocínio.

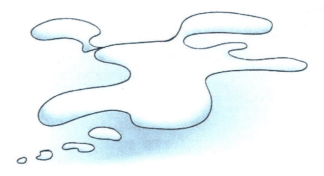

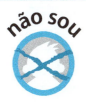
- Quadros neuróticos graves.
- Início da esquizofrenia.
- Demências.
- Transtorno de personalidade esquizotípico.

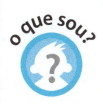
- NÃO É pensamento pobre.

Dissociação

- Pensamento com dificuldade de articulação dos juízos, tornando-se desorganizado e incoerente, com repercussões evidentes na memória, na consciência neurológica ou na identidade pessoal.
- Com a piora no quadro patológico, o pensamento tende a se tornar incoerente.

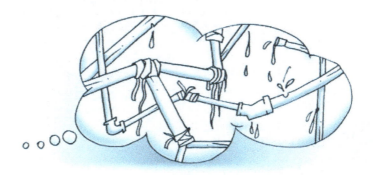

- Alteração característica da esquizofrenia.
- Transtornos decorrentes de perturbações fisiológicas cerebrais e gerais – epilepsia, traumatismo craniano, intoxicações, síndrome de Ganser.
- Transtornos neuróticos.

- Termo utilizado por Bleuler para caracterizar a desorganização do pensamento que ocorre na esquizofrenia.
- O fenômeno dissociativo foi utilizado por Freud, no século XX, no estudo da histeria.

Pensamento Mágico

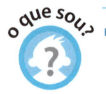
- Conteúdo de pensamento fantasioso que, embora não obedeça a uma lógica, está ligado aos fatos reais, apenas lhes dando uma dimensão de superstição, funcionando como aplacador de angústia.

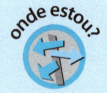
- TOC.
- Esquizofrenia.
- Histeria.

- NÃO É pensamento derreísta.
- NÃO É pensamento obsessivo.

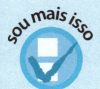 ▶ O pensamento mágico é muito comum em crianças, época em que está presente a magia.

Pensamento Derreísta

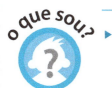 ▶ Conteúdo de pensamento completamente ligado às necessidades afetivas do indivíduo com grande distorção da realidade e a favor unicamente de propósitos próprios.

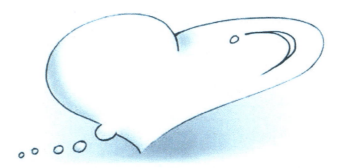

▶ Transtorno de personalidade narcisista, esquizotípico e histriônico.
▶ Esquizofrenia.
▶ Histeria.
▶ Eventualmente em crianças e adolescentes normais.

 ▶ NÃO É pensamento mágico.

Pensamento Obsessivo

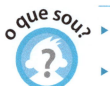

▶ Pensamentos intrusivos, inadequados, reconhecidos criticamente pelo indivíduo, e que causam ansiedade pelo seu conteúdo.

▶ Há a tentativa de supressão mediante outro pensamento ou ação.

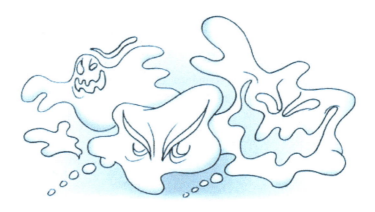

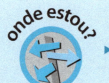

▶ TOC

▶ NÃO É pensamento mágico.
▶ NÃO É preocupação excessiva com problema da vida real.

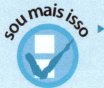

▶ Apesar da crítica do paciente a este tipo de pensamento, ele produz ansiedade por causar dúvidas terríveis no indivíduo, no que diz respeito ao risco de perdas, contaminações graves, riscos criminosos e dúvidas do próprio caráter.

Roubo do Pensamento

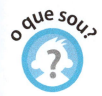

- Pensamento bloqueado, em que o indivíduo tem a vivência de que suas ideias foram levadas, apagadas ou mesmo manipuladas por outrem.
- É comum também a atribuição destes fenômenos a forças sobrenaturais (experiências de influência, inclusive em seu corpo e seus movimentos).

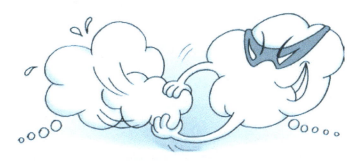

- Sintoma muito típico da esquizofrenia.
- Delírios crônicos.
- Parafrenias.

- NÃO É interceptação do pensamento.

Delírios

- Alterações patológicas dos juízos, com conteúdo impossível, mas o individuo tem convicção da veracidade de sua interpretação.

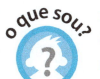

- Irredutível e irremovível, mesmo diante da maior lógica possível.
- É provido de grande individualidade e singularidade ("ninguém delira igual").
- É precedido de um estado de grande ansiedade, apreensão, sensação de tragédia (humor delirante).
- Alteração primária do pensamento (do ajuizar), é incompreensível por ser algo novo que aparece na vida do indivíduo sem nenhuma raiz anterior.

▶ Os delírios podem ser de:

- perseguição – tipo de delírio em que a perseguição é o tema principal; o indivíduo acredita estar sendo perseguido por pessoas e armações mais variadas possíveis, no sentido de ser molestado e enganado. É encontrado principalmente na esquizofrenia paranoide;

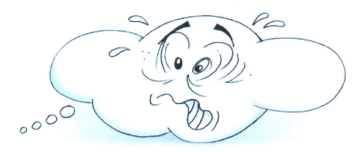

- grandeza – delírio dominado por ideias de uma superioridade extrema (riqueza, importância e poder). Encontrado nos quadros maníacos e na paralisia geral (sífilis);

- ciúmes – crença patológica de que o parceiro romântico está sendo infiel. O indivíduo com delírio de ciúme possui uma dependência emocional do ser amado, diferente do ciúme possessivo. Este tipo de delírio está presente no alcoolismo crônico, no transtorno delirante crônico e pode estar em todas as psicoses;

- influência – credibilidade de ser comandado por forças e/ou pessoas estranhas, deixando que estas o dominem. Está presente na esquizofrenia;

- sensitivo de relação – falsa crença de que os fatos e comportamentos dos outros, geralmente de natureza negativa, se referem a sua pessoa;
  - um mecanismo importante na formação de delírios de referência é a projeção em que o indivíduo coloca no externo seus conflitos, temores e desejos; está presente nas psicoses esquizofrênicas;

- místico – delírio em que está presente a crença de que se está ligado a um deus, a missões religiosas com poderes que lhe foram concedidos.
- Pode estar presente na maioria das psicoses;

- culpa – é um delírio de autoacusação, em que o indivíduo acredita ser uma pessoa péssima, sem qualidades e que merece ser castigada. Falso sentimento de remorso e culpa, comum nas depressões graves;

- niilista – tipo de delírio em que o indivíduo acredita na ideia de sua destruição e do mundo. É encontrado na síndrome de Cottard;

- fantástico – tipo de delírio em que estão presentes histórias com riqueza de conteúdos e com grande adaptação da fantasia ao mundo real. Os temas mais frequentes dos delírios fantásticos são: extraterrestres, forças espirituais ou sobrenaturais, transformações corporais, mitos de criação, etc. Há preservação da atividade psíquica e de comportamento social. Encontrado nas parafrenias;

- Clérambault – delírio de início insidioso, resultado de conflitos ou fracassos, acompanhado de grande euforia com prevalência de ideias que irão subordinar a conduta a um postulado fundamental. Nesse grupo, está a erotomania ou delírio erótico (de amar e ser amado);

- interpretação de Sérieux e Capgras – percepções delirantes que fazem o indivíduo interpretar o tempo todo suas percepções das quais derivam suas crenças delirantes com conteúdos místicos.

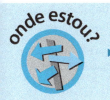

▶ Esquizofrenia e outras psicoses afins.

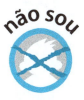

▶ NÃO É ideia prevalente.
▶ NÃO É superstição.
▶ NÃO É crença cultural.
▶ NÃO É ideia obsessiva.

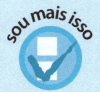

▶ Os delírios são agudos ou crônicos.
▶ O delírio pode ter algum dado de realidade, mas é determinado pela base mórbida do indivíduo.

Ideias Deliroides

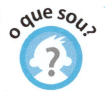

▶ Ideias semelhantes ao delírio, no que se refere ao afastamento da realidade, mas compreensíveis através de uma interpretação psicológica, pois são consequências de alterações emocionais que ocorrem no indivíduo.

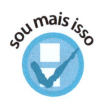

- Elas persistem (residuais) em transtornos orgânicos duradouros ou demências.
- Quadros maníacos.
- Depressões.
- Retardo mental leve.
- Psicoses reativas.
- Transtorno de personalidade antissocial.

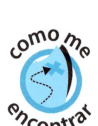

- Na depressão maior, a tristeza vital é considerada primária por ser incompreensível; dela irá derivar todo o conteúdo de ideias deliroides depressivas, e essas ideias são pseudodelírios, por serem psicologicamente compreensíveis.

- O termo paranoide é reservado para as psicoses esquizofrênicas e delírios crônicos (incompreensíveis), enquanto o termo paranoico é utilizado para psicoses de natureza compreensível.

- Ao exame:
  - para todas as alterações do pensamento, devem ser avaliados três aspectos:
    - a produção: se é lógica, ilógica ou mágica;
    - o curso: se é rápido, lento, bloqueado, perseverante ou prolixo;
    - o conteúdo: se são expressas preocupações exacerbadas ou desproporcionais ao assunto, se aparecem ideias obsessivas ou delirantes.

Quanto menos alguém entende, mais quer discordar.
Galileu Galilei (1564-1642), físico e astrônomo italiano.

PENSAMENTO	
ALTERAÇÕES	**POSSIBILIDADES DIAGNÓSTICAS**
Pensamento inibido	• Quadros demenciais
Lentificação do pensamento	• Depressões graves • Alterações quantitativas de consciência neurológica • Abuso de drogas
Aceleração do pensamento	• Mania franca ou grave • Hipomania • Transtorno de ansiedade generalizada grave • Abuso de drogas (alucinógenos, anfetamina e cocaína)
Fuga de ideias	• Mania franca ou grave
Descarrilhamento	• Principalmente na esquizofrenia
Pensamento confusional	• Transtornos mentais orgânicos agudos
Desagregação	• Principalmente na esquizofrenia • Demências
Interceptação	• Alteração típica da esquizofrenia
Pensamento prolixo	• Epilepsia • Personalidade anancástica • TOC • Retardo mental • Lesões cerebrais
Pensamento pobre	• Demências • Retardo mental • Esquizofrenia residual ou crônica
Pensamento vago	• Quadros neuróticos graves • Início da esquizofrenia • Demências • Transtorno de personalidade esquizotípica
Dissociação	• Alteração característica da esquizofrenia • Transtornos neuróticos • Transtornos decorrentes de perturbações fisiológicas cerebrais e gerais (epilepsia, traumatismo craniano, intoxicações, síndrome de Ganser)
Pensamento mágico	• TOC • Esquizofrenia • Transtornos de ansiedade
Pensamento derreísta	• Transtornos de personalidade narcisista, esquizotípica e histriônica • Esquizofrenia • Transtornos de ansiedade • Adolescentes normais

DO CURSO applies to the rows from "Pensamento inibido" through "Interceptação"; *DO CONTEÚDO* applies to the rows from "Pensamento prolixo" through "Pensamento derreísta".

DO CONTEÚDO	Pensamento obsessivo	• TOC
	Roubo do pensamento	• Sintoma típico da esquizofrenia • Delírios crônicos • Parafrenias
	Delírios	• Esquizofrenia e psicoses afins
	Ideias deliroides	• Residual em transtornos orgânicos duradouros ou demências • Quadros maníacos • Depressões • Retardo mental leve • Psicoses reativas • Transtorno de personalidade antissocial

CAPÍTULO 9

Linguagem e Suas Alterações

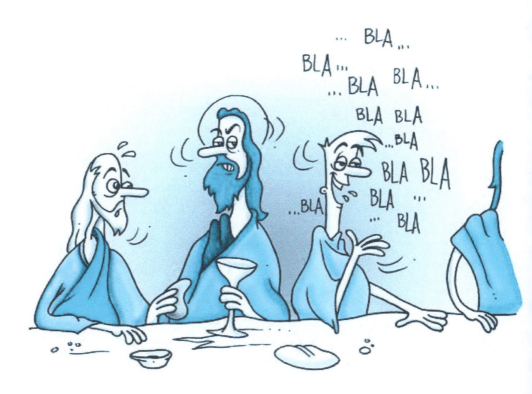

Inspirado na obra: *Santa Ceia*, de Leonardo da Vinci

LINGUAGEM

LINGUAGEM

A linguagem é como um jogo de xadrez, em que a posição das peças em um momento determinado é o que conta.

Ferdinand de Saussure (1857-1913), linguista suíço.

▶ É a principal forma de expressão do pensamento que caracteriza o processo mental do ser humano.

▶ Os experimentos atuais com bebês mostram que o aprendizado da linguagem não apresenta relação com o reforço externo (Skinner) como também não segue o processo da seleção de opções inatas fornecidas e selecionadas pela experiência (Chomsky), mas envolve uma capacidade sensorial e cognitiva mais geral que vai modelando o cérebro, modificando tanto a produção como a percepção da fala.

▶ Outros estudos mostram que o processamento de uma língua nativa difere do processamento de uma língua estrangeira e este fenômeno pode mudar o modelo sobre o período crítico ou sensível para a aquisição de uma segunda língua. Estes estudos cerebrais e comportamentais expostos sistematicamente a uma língua estrangeira podem elucidar a natureza da plasticidade cerebral para a linguagem ao longo da vida. No aprendizado de outra língua, mostra que os componentes da prosódica e da fonética (adquiridos precocemente na nativa) são os mais resistentes a mudanças.

▶ Linguagem e pensamento são instâncias diferentes, já que existem patologias que acometem somente uma delas.

▶ Sua base neurobiológica é inata. Nos primeiros meses de vida começa a aprendizagem da fala ao se escutar outras pessoas e da prática de emitir sons, característica dos bebês.

▶ Tanto a linguagem escrita, quanto a falada fazem parte do social, sendo um processo cultural que é organizado pelo ensino formal.

▶ As linguagens faladas e escritas são expressões constituídas por quatro elementos primordiais de sinais de cada língua.

- fonético (sons);
- prosódia (ritmo e entonação da fala);
- semântico (vocábulos referentes a cada idioma);
- sintático (estabelece relações entre palavras e frases).

▶ A linguagem tem a função de:

- comunicação;
- reflexo e compreensão do pensamento;

- manifestações emocionais;

- expressão literária;

- afirmação do eu.

▶ A expressão e compreensão da fala se dá através de um processo criativo, de busca dos sons, das sílabas, das palavras e da gramática que dão sentido a esses itens, e ocorrem por meio do sistema mnemônico (dicionário mental), que permite ao indivíduo determinadas consultas.

▶ Fases da formação da linguagem:

- 1ª etapa – conceitualização (macroplanejamento) – planejamento do conteúdo da fala e busca de conceitos;

- 2ª etapa – formulação (microplanejamento) – planejamento da forma da fala, busca de fonemas, palavras e regras sintáticas. Envolvendo a área de Broca, região lateral inferior;

- 3ª etapa – articulação – planejamento dos movimentos necessários para emitir a voz envolvendo o tronco encefálico responsável pela musculatura facial, língua, cordas vocais na laringe, faringe e músculos respiratórios. Essa etapa envolve as regiões pré-motoras do córtex frontal esquerdo e a face no giro pré-central.

▶ Outras regiões corticais também estão presentes:

- áreas auditivas (sons verbais);

- áreas visuais (escrita);

- áreas límbicas.

▶ O "maternês" aumenta o aprendizado da linguagem com seu tom mais alto e ritmo mais lento torna-se facilmente reconhecido; crianças pequenas preferem escutar a fala dirigida a bebês do que aquela dirigida a adultos.

▶ Os circuitos encefálicos da linguagem foram identificados pela primeira vez nos estudos de afasias, na segunda metade do século XIX, na França, por Pierre Paul Broca e, na Alemanha, por Karl Wernick.

▶ O hemisfério esquerdo é especializado no processamento da fonética, de palavras e de frases.

▶ A prosódia recruta tanto o hemisfério direito quanto o esquerdo, dependendo da informação transmitida. Mudanças emocionais no tom recrutam o hemisfério direito, principalmente nas regiões frontais e temporais. Já quando tom é usado para transmitir informações semânticas, ocorre um padrão diferente de atividade cerebral.

ALTERAÇÕES NEUROLÓGICAS DA LINGUAGEM

A clareza é a cortesia do homem de letras.
Jules Renard (1864-1910), escritor francês.

Disartria

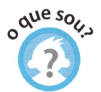

▶ Problemas referentes à articulação das palavras devido aos músculos da fonação apresentarem paralisia, ataxia ou paresias.

▶ Esta alteração é acentuada quando o indivíduo faz uso das consoantes labiais e dentais.

▶ Lesões cerebrais específicas.
▶ Paralisia geral progressiva.
▶ Traumatismo cranioencefálico.
▶ Tumores cerebrais.
▶ Lesões vasculares encefálicas.
▶ Esclerose em placas.
▶ Paralisia pseudobulbar.
▶ Intoxicação alcoólica.
▶ Doença de Huntington.
▶ Coreia de Sydenhan.
▶ Doença de Parkinson.

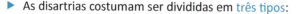

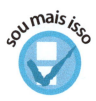

▶ As disartrias costumam ser divididas em três tipos:

• disartrias paralíticas – articulação insuficiente, voz enfraquecida, em que a compreensão da palavra é quase impossível;

• disartria cerebelar – irregularidade do volume da fala;

• disartrias extrapiramidais – aceleração da fala (taquifemia), com dificuldade de articulação, e pode estar acompanhada de prolongamento de palavras ou sílabas (palilalia).

172

Dislalia

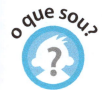

▶ É um transtorno de articulação da fala que aparece na pronúncia das palavras; o indivíduo troca, distorce, omite ou substitui sons.

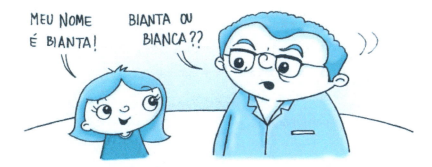

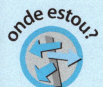

▶ Malformações congênitas.
▶ Traumatismo dos órgãos fonadores.
▶ Patologias do SNC.
▶ Hiperatividade.
▶ Retardo mental.

▶ NÃO É transtorno de articulação decorrente de afasia ou apraxia.
▶ NÃO É transtorno de linguagem expressiva ou apraxia.
▶ NÃO É transtorno invasivo do desenvolvimento.
▶ NÃO É fenda palatina.
▶ NÃO É disartria.
▶ NÃO É surdez.

▶ A dislalia pode ser considerada orgânica, quando há lesão periférica (defeitos da língua, do palato e dos lábios), e funcional, quando resulta do mau funcionamento psíquico (hereditariedade, alterações emocionais e imitação).

▶ Inicio precoce, por volta dos 3 anos em casos graves, e é mais comum nos meninos.

▶ Ao exame:

- É necessário realizar exames neurológicos, audiométricos e da estrutura oral para descartar possíveis fatores físicos.
- Exames clínicos: observar se a criança é distraída, desinteressada, apática, sem tranquilidade, ou se apresenta dificuldades para falar na presença do clínico.

▶ Testes e escalas:

- testes de desenvolvimento da inteligência;
- avaliação da capacidade motora;
- audiometria;
- palatografia.

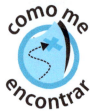

Alexia

▶ Incapacidade total, de origem neurológica, para a leitura já adquirida, geralmente associada a afasia e agrafia.

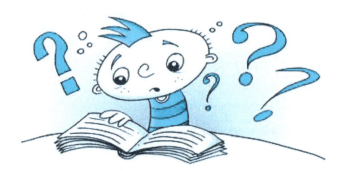

▶ Transtornos neurológicos.

Dislexia

▶ Alteração neurológica que prejudica a aprendizagem na área da leitura e escrita.

174

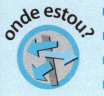

- Problemas congênitos ou genéticos.
- Lesão orgânica.
- AVC.
- Doenças degenerativas.

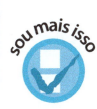

- Pode ser de dois tipos:
  - fonológica de desenvolvimento ou de evolução – é causada por problemas de malformação intrauterina (congênita) ou hereditária (genética). Comum em crianças e adultos que apresentam como comorbidade, dispersão, desatenção, hiperatividade e alterações da coordenação motora.
  - adquirida – comum em adultos e idosos, provocada por trauma, AVC, Alzheimer e tumores.
- Os sintomas mais comuns são:
  - em crianças:
    - dificuldade para o aprendizado, nomeação e reconhecimento das letras do alfabeto;
    - desinteresse por livros de história, canções, jogos e brincadeiras que envolvem sons verbais;
    - dificuldade para pronunciar palavras longas ou complexas;
    - desinteresse pela leitura e escrita;
    - inverte e omite letras ou sílabas;
  - adolescentes e adultos:
    - dificuldade para digitar *e-mails*;
    - lentidão para leitura ou necessidade de acompanhar textos com dedo, caneta ou régua;
    - falha na memória recente de curto prazo;
    - dificuldade para aprender uma segunda língua.
- Incidência de três homens para cada mulher, atingindo 15% da população.

175

Agrafia

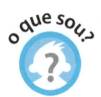

▶ Perda de capacidade para escrita já adquirida, devido à lesão orgânica.

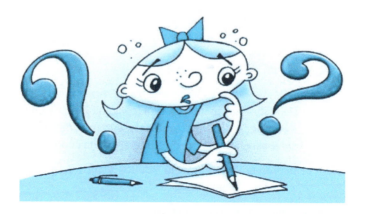

▶ Demências.

▶ Paresias dos membros.

▶ Distúrbios dos movimentos como tremor e coreia.

▶ Pode ser de dois tipos:
  - agrafia pura;
  - associada às afasias.

Transtorno da Leitura

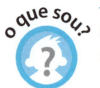

▶ Comprometimento da capacidade de reconhecer palavras.

▶ É difícil compreender a leitura já que apresenta trocas de letras e inversão de sílabas.

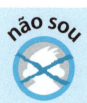

▶ NÃO É alexia e dislexia.

- A causa do transtorno de leitura é de origem desconhecida.
- Encontrado com mais frequência nos meninos e geralmente está associado a outro transtorno psiquiátrico.
- Dificuldade no processamento auditivo e no soletrar.
- História de transtorno no desenvolvimento da fala e da linguagem.

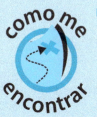

- Testes e escalas
  - teste padronizado de exatidão e compreensão de leitura (a partir de 7 anos);
  - testes de diagnóstico psicopedagógico;
  - testes de ortografia;
  - bateria projetiva de avaliação.

Transtorno de Soletrar

- Comprometimento da capacidade de soletrar as palavras atingindo também a escrita.

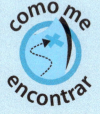

- Testes e escalas:
  - teste padronizado de soletração.

Afasia

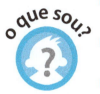

- Incapacidade motora do órgão responsável pela fala para produzir a linguagem.
- Dificuldade ou incapacidade de compreensão e utilização da linguagem verbal ou escrita.
- Perda dos conhecimentos de linguagem já adquiridos (podem ou não estar acompanhados de algum prejuízo das funções intelectuais).

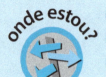

- Lesão cerebral.
- Tumor encefálico.
- Demências.
- Infecções.

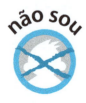

- NÃO É disartria.

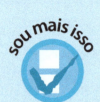

- As afasias se classificam em:
  - Afasia sensorial ou de Wernicke – dificuldade que o indivíduo tem em compreender a linguagem verbal e escrita. Consegue a emissão da palavra, mas apresenta-se de forma defeituosa. Encontrada na doença de Alzheimer e demências vasculares.
  - Afasia de expressão ou sensitiva ou de Broca – comprometimento da expressão da linguagem oral e escrita, bem como compreensão, por vezes. É comum como sequela de AVC do lado direito e da doença de Pick. (orgão fonador preservado)
  - Afasia global – perda total da capacidade de articular palavras com impossibilidade de expressão e compreensão. Ocorrem devido a lesões cerebrais que atingem a zona motora.

- Ao exame:
  - exames neurológicos que possibilitem verificar a localização da lesão cerebral, para classificar o tipo de afasia;
  - exame clínico do indivíduo: observar fala, fluência da fala, escrita, compreensão, repetição e leitura. Se o indivíduo tiver capacidade para escrever uma frase correta, isto indica que é uma afasia leve.
- Laboratório:
  - EEG e neuroimagem.
- Testes e escalas:
  - Prova de Pierre Marie.

Síndrome de Landau-Kleffner

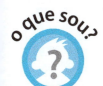

- Perda abrupta e temporária da linguagem receptiva e expressiva.
- Conhecida como afasia adquirida com epilepsia.

- NÃO É afasia.
- NÃO É autismo.

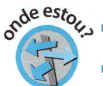

- Seu início é acompanhado por anormalidades paroxísticas no EEG e por crises epiléticas.
- Geralmente começa a aparecer entre 3 e 7 anos.

ALTERAÇÕES PSIQUIÁTRICAS DA LINGUAGEM

A palavra é um laminador que distende sentimentos.
Gustave Flaubert (1821-1880), escritor francês.

Disfemias

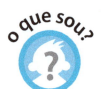

- Perturbação na emissão dos fonemas e na velocidade da fala.
- Pode estar aumentada ou diminuída, em função da emoção do indivíduo.

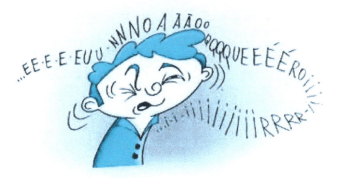

- Transtorno conversivo.
- Transtorno de personalidade antissocial.

- Um tipo comum de disfemia é a gagueira, que pode ocorrer tanto por fatores emocionais como problemas referentes à fonação e fatores genéticos.
- Forma acentuada conhecida como afonia.

Logorreia

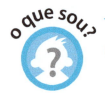

- Comprometimento da fala, devido ao aumento de sua velocidade.

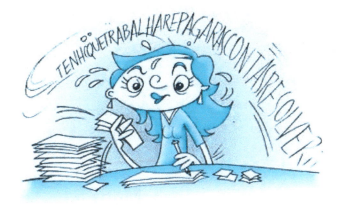

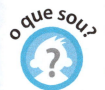

- Mania e hipomania.
- Demências.
- Ansiedade psicogênica ou crônica.
- Transtornos hipertímicos da personalidade.

Bradilalia

- Diminuição acentuada da fala em que o indivíduo verbaliza de forma muito vagarosa e de difícil entendimento.
- Conhecida também como bradifasia.

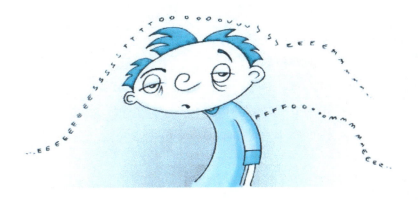

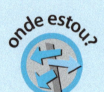

- Depressão grave.
- Demências.
- Esquizofrenia.
- Parkinson pós-encefálico.
- Epilepsia pós-traumática.

Mutismo

- A fala fica impossibilitada devido a um estado emocional ou uma perturbação psiquiátrica.

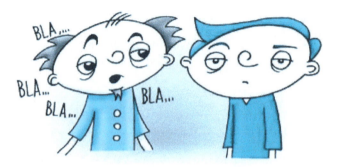

- Estado de estupor.
- Esquizofrenia catatônica.
- Demência senil.
- Depressão grave.
- Autismo.
- Quadros psicogênicos (dissociativos e conversivos).
- Também ligado a doenças neurológicas.

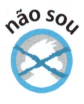

- NÃO É mudez.

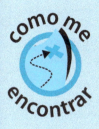

- Ao exame:
  - exame neurológico geral;
  - exame físico – verificar o controle dos esfíncteres, sudorese ou pele seborreica, reflexos primitivos, temperatura corporal, desidratação, nuca rígida e fatores neurológicos localizados;
  - histórico familiar do indivíduo e seus antecedentes, observando fatores e forma de início do quadro.

- Fala-se em mutismo acinético para descrever os quadros de coma em que há algum tipo de resposta do indivíduo, que não seja a linguagem oral causado por lesões vasculares na parte superior do tronco cerebral.
- Em crianças, observar o mutismo eletivo e seletivo.

Ecolalia

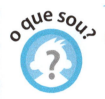

- Alteração da linguagem caracterizada pela repetição da fala, mais especificamente das últimas palavras que o indivíduo ouviu, sendo totalmente involuntária.

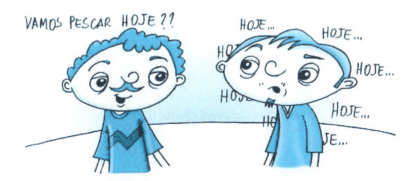

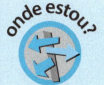

- Esquizofrenia catatônica.
- Quadros psico-orgânicos.

Estereotipia e Perseveração Verbal

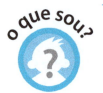

▶ Repetição involuntária de palavras e frases, que acabam por se tornarem sem sentido, pois o indivíduo, a partir do que ouviu, faz uma repetição mudando o conteúdo da frase ou palavra.

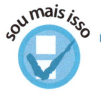

▶ Esquizofrenia.
▶ Autismo.
▶ Retardo mental.
▶ Demência pré-senil de Pick.
▶ Doença de Parkinson.
▶ Lesões da encefalite epidêmica.

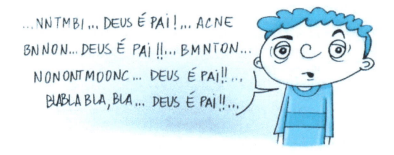

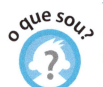

▶ É possível que as palavras e frases utilizadas pelo indivíduo sejam de conteúdo significativo para ele antes do surgimento de sua doença.

Logoclonia e Palilalia

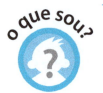

▶ O indivíduo repete seu próprio discurso.
▶ Quando ocorre a repetição das últimas sílabas, denomina-se logoclonia, e a repetição da última palavra é chamada de palilalia.

184

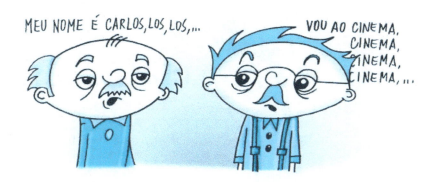

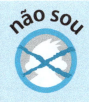
▶ NÃO É ecolalia.

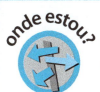
▶ Demência de Pick.
▶ Demência de Alzheimer.

Verbigeração

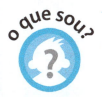
▶ Repetição de palavras ou frases durante um período prolongado (semanas, meses ou dias), de maneira monótona e sem parar.

▶ Esquizofrenia.
▶ Demências.
▶ Transtornos mentais confusionais.

Mussitação

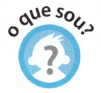
▶ Alteração em que predomina o murmúrio somado ao tom baixo da fala de maneira repetitiva e com pouco movimento labial.

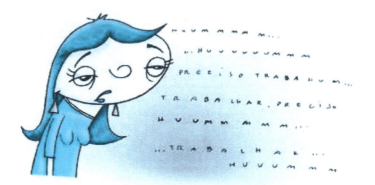

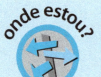
- Esquizofrenia.
- Demências.
- Transtornos mentais confusionais.

Neologismo

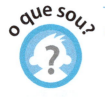
- Alteração caracterizada pelo uso de palavras novas ou já conhecidas, pois o sujeito cria seu próprio significado, o que as tornam sem sentido para quem as ouve.

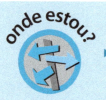
- Principalmente na esquizofrenia.

Coprolalia

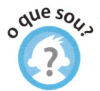
- Uso de forma involuntária e repetitiva de linguagem obscena.

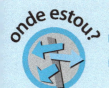
- Esquizofrenia.
- Síndrome de Tourette.

Jargonofasia

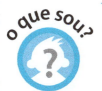
- Consiste na incoerência total da fala, devido a palavras e frases desconexas, com a articulação preservada. Palavras identificáveis, em geral com articulação correta, são caoticamente emitidas, geralmente misturadas com neologismos.

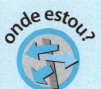
- Esquizofrenia. Não articula as ideias em virtude de sua estrutura de pensamento estar cindida.
- Afasia sensorial ou de Wernicke.
- Estereotipia ou perseveração verbal.

- NÃO É logorreia.
- NÃO É ecolalia.
- NÃO É logoclonia e palilalia.
- NÃO É verbigeração.

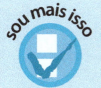
- Pode ser chamada de: salada de palavras, confusão de linguagem ou paragramatismo.

Glossolalia

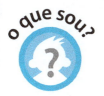
- Consiste na emissão de sons que nos parecem uma outra língua, onde os fonemas são, na maioria, ininteligíveis, porém assemelhando-se a uma fala normal, como também adquirem uma certa expressão repetitiva e musical; podem conter neologismo, criando semelhança com uma linguagem pessoal apesar de indecifrável.

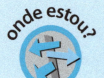
- Esquizofrenia.
- Cultos evangélicos petencostais e budistas.
- Dissociações histéricas.

Pararrespostas

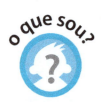
- Respostas completamente disparatadas em relação às perguntas, já que existe uma alteração tanto do pensamento quando do comportamento verbal.

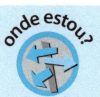
- Esquizofrenia e demências.

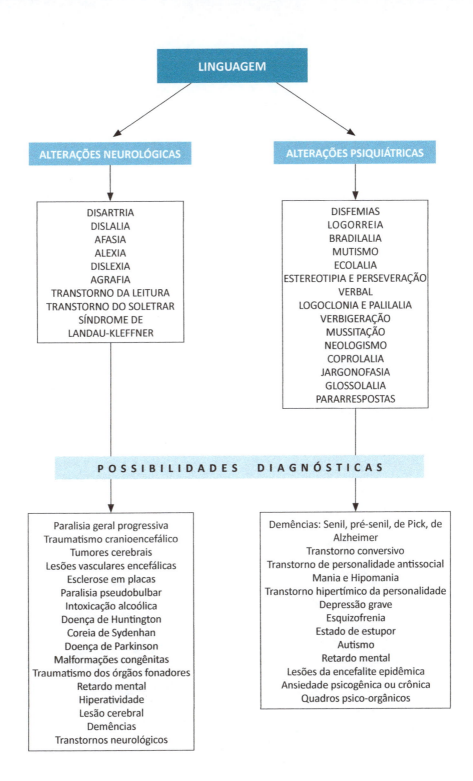

CAPÍTULO 10

Instinto, Impulso e Vontade e Suas Alterações

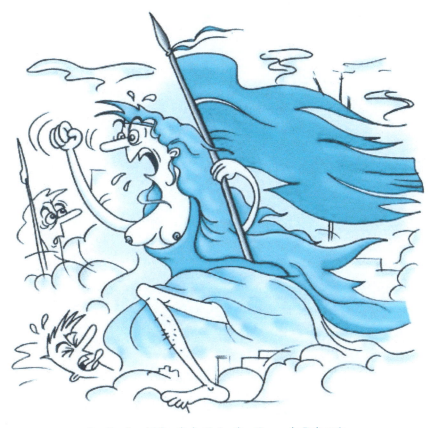

Inspiração: *A Liberdade Guiando o Povo*, de Delacroix

INSTINTO, IMPULSO E VONTADE

INSTINTOS

A necessidade é a mãe da invenção.

Platão, filósofo grego (séc. III a.C.)

▶ Também podem ser chamados de tendências vitais, que respondem aos reflexos incondicionados e condicionados.

▶ São de organização genética e constitucional referente a cada espécie, visando a sua sobrevivência e perpetuação.

▶ Sua manifestação é no sentido de descarga de tensões, para o restabelecimento do estado neurofisiológico não tensional (homeostasia). Por exemplo: fome, sede, termorregulação, sono e sexo.

▶ A psicanálise trabalha essa questão diferenciando instinto (*Instinkt*, em alemão) de pulsão (Trieb). Para Freud a pulsão é um conceito fronteiriço entre o somático e o mental. Em 1920 com a publicação de "Além do Princípio do Prazer", surge a oposição entre a pulsão da vida (Eros) e a pulsão de morte (Tanatus).

▶ Reflexos incondicionados – são fenômenos neurofisiológicos com atividade no sistema nervoso central, inalteráveis, limitados, que nascem com a pessoa e que permitem sua adaptação ao meio ambiente em resposta a alguns estímulos. Tem como objetivo a sobrevivência do indivíduo e da espécie. São: deglutição, sucção, contração de membros, movimento de agarrar, movimento natatório, respiração, circulação, excreção, resposta a luz e sons, etc.

▶ Reflexos condicionados – são respostas do córtex cerebral, mediante conexões nervosas que não existiam previamente, mas que foram aprendidas e desenvolvidas por meio de estímulos chamados sinais. Esses sinais levam o cérebro a uma atividade analítico-sintética, com resposta excitatória ou inibitória.

ALTERAÇÕES DOS INSTINTOS

Alimentares

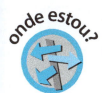

▶ Falta, perda, aversão, exagero ou perversão da ingestão de alimentos.

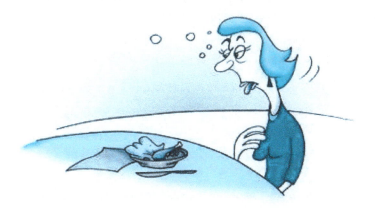

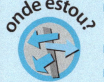

▶ Anorexia nervosa.
▶ Bulimia.
▶ Hiperfagia.
▶ Malácia ou pica (ingestão de substâncias não alimentares: terra, madeira, pequenos animais).
▶ Coprofagia (ingestão de excremento)
▶ Mericismo (ingestão acompanhada de regurgitação).
▶ Alguns transtornos psiquiátricos (quadros paranoides).
▶ Personalidade *borderline* (comilança).
▶ Demências (doença de Alzheimer, quadros vasculares cerebrais).

▶ NÃO É perda de apetite por outras doenças psiquiátricas.
▶ NÃO É patologia gastrointestinal alta que leva a vômitos repetidos.
▶ NÃO É doença neurológica (epilepsia, tumores do SNC).
▶ NÃO É sitiofobia – fobia a determinados alimentos.

195

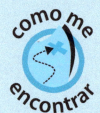

▶ Ao exame:
- investigação da ingestão de alimentos, inclusive com os diários alimentares;
- verificar presença de comorbidades (depressão).

▶ Exames laboratoriais:
- realizar testes laboratoriais que analisem a condição carencial para o estudo das funções clínicas gerais;
- verificar o nível de endorfina plasmática.

▶ Testes e escalas:
- Teste de Atitudes Alimentares (Gross et al., 1986, tradução Nunes, 1994).
- Teste de Investigação Bulímica de Endenburgh (Henderson e Freeman, 1987, tradução de T. A .Cordas)
- Questionário de Imagem Corporal – Versão para Mulheres (Cooper et al., 1987, tradução de T. A . Cordas)
- Questionário de Impulsores – frequência com que influencia sua conduta.

SONO

Dissonias

▶ Perturbação predominante na quantidade, qualidade ou regulação do sono.

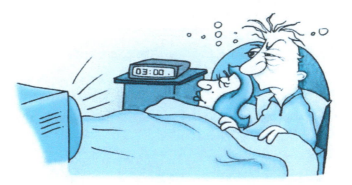

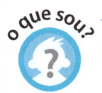

▶ Insônia.

▶ Hipersonia (sono prolongado, sonolência diurna excessiva).

▶ Transtorno do ciclo sono-vigília (ruptura do sono devida a uma assincronia entre o ritmo normal do sono e as condições externas).

Parassonias

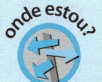

▶ Eventos episódicos que ocorrem durante o sono.

▶ Sonambulismo.

▶ Terror noturno.

▶ Pesadelo.

▶ Narcolepsia (ataque irresistível de sono, com a presença de alucinações hipnagógicas, hipnopômpicas ou paralisia).

- NÃO É epilepsia.
- NÃO É síndrome do pânico.

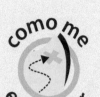

- Testes e escalas:
  - Miniquestionário de Sono (Zomer et al., 1985, traduzido por F. Alóe e S. Tavares);
  - Questionário Escandinavo Básico de Sono (Partinen e Gislason, 1995, traduzido por A. Pedroso e F. Alóe);
  - Questionário de Autoavaliação de Sono (Gorenstein, 1983);
  - Escala de Sonolência de Stanford (Hoddes et al.,1973, traduzido por S. Tavares e C. Gorenstein);
  - Diário de Sono – Avaliação do Ritmo Vigília-Sono (Andrade, 1981).

Resposta Sexual

- Incapacidade do indivíduo de participar de um relacionamento sexual da forma que gostaria devido a alterações do desejo, da resposta genital, e ejaculatória, durante a resposta sexual.

- Falta ou perda do desejo.
- Aversão sexual.
- Falha da resposta genital (ereção – lubrificação).
- Disfunção orgásmica.
- Ejaculação precoce.
- Vaginismo.
- Dispareunia.

- Na maioria dos casos, as causas dos transtornos da resposta sexual são decorrentes de conflitos psíquicos: ansiedade excessiva, exigência elevada, baixa autoestima, preocupação excessiva com o desempenho sexual, desconhecimento do próprio corpo, dificuldade de comunicação sexual e/ou falta de intimidade sexual.

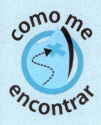

▶ Ao exame:
- realizar uma anamnese sexológica, abordando a identificação do problema, desenvolvimento da sexualidade, grupo familiar, avaliação da história sexual, avaliação da história conjugal e/ou das parcerias.

▶ Testes e escalas:
- Escala de Rastreamento de Dependência de Sexo (Carnes, 1983; Schneider, 1991, traduzido por E. Doering).

Identidade Sexual

▶ Forte e persistente preferência pela condição e pelo papel do sexo oposto.

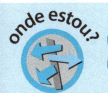

▶ Transexualismo.
▶ Travestismo de duplo papel.

Excreção

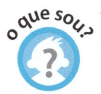

▶ Liberação de excrementos (urina ou fezes), proposital ou involuntária, outras alterações são geralmente encontradas em crianças.

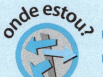

▶ Enurese.
▶ Encoprese.

IMPULSO

A única maneira de se livrar de uma tentação é ceder.
Oscar Wilde (1854-1900), escritor irlandês.

▶ É uma resposta involuntária, momentânea, incontrolável, que ocorre em sintonia com os valores e as necessidades do indivíduo (sendo inadequada para outras pessoas), e desprovida de finalidade de sobrevivência.

▶ Pode ser denominado compulsão quando as ações são repetitivas, ritualizadas em resposta a uma ideia obsessiva. É reconhecido pelo indivíduo como indesejável e inadequado. Tem a função de aplacar a ansiedade embora sejam desconectados da realidade.

Alteração dos Impulsos de Agressividade Atenuada

O homem é o lobo do homem.
Arthur Schopenhauer, filósofo alemão.

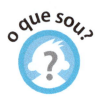

▶ São atos repetidos involuntários que não têm nenhuma motivação racional, e geralmente prejudicam os interesses do sujeito e de outras pessoas, causando tensão ou excitação antes do ato e satisfação e prazer ao consumá-lo.

▶ Nas compulsões, o alívio causado após realizar o ato compulsivo é logo substituído pela necessidade de repeti-lo.

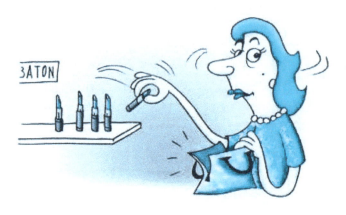

- Transtorno obsessivo-compulsivo (TOC).
- Transtorno dismórfico corporal (vigorexia-autoimagem distorcida, levando a prática exagerada de exercícios físicos).
- Compulsão para comprar.
- Compulsão por internet e *videogame*.
- Sexo compulsivo.
- Cleptomania (impulso irresistível de furtar objetos).
- Piromania (impulso de atear fogo a objetos, lugares, etc).
- Tricotilomania (impulso irresistível de arrancar os próprios cabelos).
- Jogo patológico (frequentes e repetidos episódios de jogo que dominam a vida da pessoa, levando-a a enorme comprometimento de seus bens materiais, vida afetiva e profissional).

- NÃO É transtorno de conduta.
- NÃO É episódio maníaco.
- NÃO É personalidade antissocial.
- NÃO É transtorno do movimento estereotipado.

- Teorias psicodinâmicas apontam para a gratificação simbólica de impulsos, desejos, conflitos ou necessidades inconscientes.
- Teoria cognitiva sugere ilusão de controle.
- Teoria biológica sugere déficit noradrenérgico.
- Teoria fenomenológica sugere a expressão incomum de um transtorno do humor ou transtorno obsessivo-compulsivo.

Alterações do Controle dos Impulsos Agressivos

Impulso Explosivo Intermitente

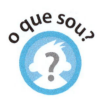

▶ Repetidos episódios de heteroagressividade e destruição material sem motivos plausíveis.

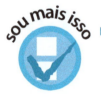

▶ Psicoses (esquizofrenia e mania).
▶ Alguns casos de intoxicação por psicotrópicos.
▶ Transtornos de personalidade (explosiva, *borderline*, sociopática).
▶ Retardo mental.
▶ Quadros de intoxicação por psicotrópicos.
▶ Transtornos de personalidade.
▶ Epilepsia.
▶ Estados demênciais senis e pré-senis.

▶ Alguns desses impulsos patológicos dirigidos contra pessoas são chamados de furor ou também de frangofilia. O grau de agressividade é desproporcional aos fatores desencadeantes.

Impulso e Ato Suicida

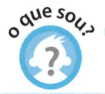

▶ Atos extremos de agressividade voltados contra si mesmo, provocados intencionalmente.

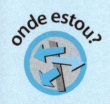

▶ Personalidade psicopática.
▶ Personalidade *borderline*.
▶ Depressão maior.
▶ Dependência ao álcool.
▶ Distimias.
▶ Esquizofrenia.

- Existem variações do suicídio que vão desde os de natureza socioeconômica, política, religiosa e cultural, passando pelos psicológicos e psicopatológicos, até os genéticos e biológicos (Roy, 1999).
- Emile Durkheim, sociólogo francês(1858-1917), divide o suicídio em três tipos:
  - Suicídio egoísta – resultado de uma individuação excessiva e pouca integração na sociedade, sendo o mais comum dos três tipos;

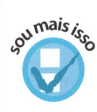

  - Suicídio anônimo – causado quando o indivíduo se vê numa situação de instabilidade social, iniciada por uma crise da ordem e das regras sociais, pois estas não correspondem aos objetivos de vida do indivíduo;
  - Suicídio altruísta – quando os indivíduos se sacrificam por uma causa social coletiva, um gesto impessoal. Por exemplo: atentados suicidas (torres gêmeas, setembro de 2001), ataques kamikaze (pilotos japoneses, durante a Segunda Guerra Mundial).
- Teorias psicológicas: Freud declara sua crença de que o suicídio representaria uma agressão voltada para o íntimo, contra um objeto de amor introjetado e ambivalentemente investido, além de um desejo anteriormente reprimido de matar outra pessoa (Freud, 1917). Com base nas ideias de Freud, Karl Menninger, psiquiatra americano (1893-1990) concebe três componentes de hostilidade envolvidos no suicídio: o desejo de matar, o desejo de ser morto e o desejo de morrer (Minninger, 1952).

Alterações do Controle dos Impulsos Sexuais

Parafilias

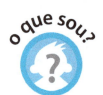

▶ São necessidades, preferências e fantasias sexuais exclusivas e especializadas, por um ou mais objetos, inaceitáveis socialmente, usados para satisfação sexual.

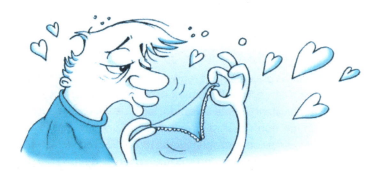

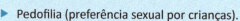

▶ Fetichismo (uso de objetos inanimados como estímulo para excitação sexual).

▶ Travestismo fetichista (uso de roupas do sexo oposto).

▶ Exibicionismo (ato de expor os órgãos genitais a outras pessoas em lugares públicos).

▶ Voyerismo (ato de olhar as pessoas envolvidas em situações íntimas ou sexuais).

▶ Pedofilia (preferência sexual por crianças).

▶ Zoofilia (desejo sexual por animais).

▶ Necrofilia (desejo sexual por cadáveres).

▶ Coprofilia (busca de prazer com uso de excrementos).

▶ Sadomasoquismo (atração sexual aumentada em atividades com comportamento de servilismo e provocação de dor ou humilhação).

▶ Ninfomania e satiríase (impulso sexual excessivo na mulher e no homem, respectivamente).

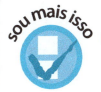

▶ São também conhecidas pela denominação de desvios ou perversões. São clandestinas em virtude do repúdio social e são intensificadas pelo estresse.

Alterações do Controle dos Impulsos Decorrentes de Dependência Química

▶ Forte desejo ou compulsão para o consumo de determinada droga à qual a pessoa se encontra dependente.

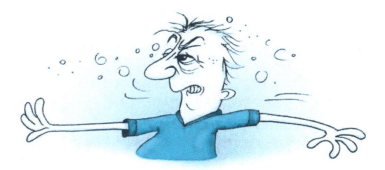

▶ Dependências químicas:
- álcool, particularmente a dipsomania (impulso periódico, intercadente à ingestão de grandes quantidades de bebidas alcoólicas em paroxismo violento e incontrolado);
- opioides;
- canabinoides;
- sedativos, ansiolíticos, hipnóticos;
- cocaína;
- cafeína;
- anfetamina;
- tabaco;
- substâncias voláteis.

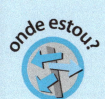

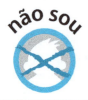

- NÃO É uso esporádico das referidas substâncias.

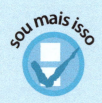

▶ Síndrome de dependência:

- quando o uso da droga alcança uma prioridade muito maior que outros comportamentos que antes tinham maior valor;
- forte desejo ou compulsão para o consumo;
- dificuldades em controlar o comportamento de consumir a droga em termos de seu início, término ou níveis de consumo;
- uso com a intenção de aliviar ou evitar sintomas de abstinência;
- evidência de tolerância (doses crescentes para alcançar mesmos efeitos);
- abandono progressivo de prazeres ou interesses alternativos em favor do uso da droga; aumento na quantidade de tempo necessária para obter ou tomar a substância ou para se recuperar de seus efeitos;
- persistência no uso da droga, a despeito de evidência clara de consequências nocivas e consciência de natureza e extensão do dano.

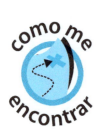

▶ Testes e escalas:

- *Addiction Severity Index* (McLellan et al., 1992, traduzido por A. G. Andrade, M. L. O. S. Formigoni, A. C. P. Marques, S. Scivoletto, A. Toscano Junior, M. Ziberman);
- Escala de Seguimento de Alcoolistas (Andrade, 1991);
- Escala de Seguimento de Dependentes de Substâncias Psicoativas (Castel, 1997);
- Escala de Avaliação da Impulsividade – Formas A e B (Es Avl A-Es Avl B) (A. C. Ávila Batista; F. J. M. Rueda, 2013).

VONTADE

Meu corpo é um jardim e minha vontade, seu jardineiro.
William Shakespeare (1564-1616), escritor inglês.

▶ É uma função mental complexa, integrada e ligada aos instintos, consciência, sensopercepção, emoções, sentimentos e razão, dotada de finalidade (modificação em nós mesmos e no ambiente).

▶ É constituída de quatro fases:
- eclosão ou nascimento – concorrência integrada dos instintos, impulsos, emoções, sentimentos, muitas vezes inconscientes para o próprio indivíduo;
- deliberação – escolha racional e analiticossintética (faço ou não faço?);
- decisão – fase principal, que marca o início da ação da vontade (execução ou inibição);
- execução – realização e finalização da vontade, através da motricidade, constituindo o chamado ato voluntário.

▶ A repetição frequente de um ato voluntário, transforma os atos volitivos em atos automáticos.

Alterações da Vontade

Na vida há dois dramas. Um é não conseguir o que seu coração deseja. O outro é conseguir.
George Bernard Shaw, escritor irlândes.

Hipobulia/abulia

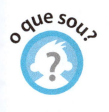

▶ Diminuição e/ou a total incapacidade do potencial volitivo, especialmente na passagem do pensamento para a ação. Caracteriza-se por desânimo, indecisão, falta de iniciativa e perda do interesse pelo mundo.

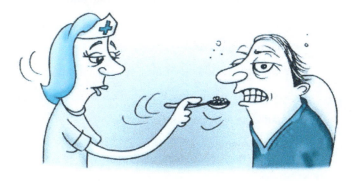

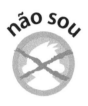

- Depressão grave.
- Psicoses orgânicas.
- Epilepsia.
- Esquizofrenia.
- Lesões cerebrais infecciosas ou tóxicas.
- Lesões cerebrais exógenas – encefalite infecciosa, intoxicação pelo monóxido de carbono.
- Abuso de drogas (particularmente no alcoolismo).
- Estados demenciais
- Retardo mental.

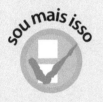

- NÃO É estado de meditação praticado pelos místicos.

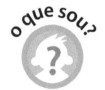

- É chamada por alguns autores de estupor.
- Está diretamente associada à apatia (indiferença afetiva), à fadiga fácil e à dificuldade de decisão.

Hiperbulia

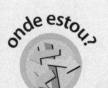

- Exacerbação do impulso volitivo.
- Utilização de um esforço voluntário desmedido, exagerado ou socialmente inadequado para realizar uma atividade qualquer.

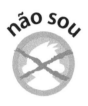

- Quadros maníacos.
- Intoxicação aguda ou crônica por anfetaminas ou outros psicoestimulantes.
- Nas formas expansivas de demência senil e de paralisia geral progressiva.
- Estados de agitação em geral.
- Retardo mental

▶ NÃO É força de vontade, persistência ou tenacidade.

Negativismo

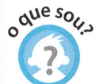

▶ Oposição do indivíduo às solicitações do ambiente.
▶ Existem duas formas:
- negativismo passivo – no qual ele simplesmente se abstém de colaborar;
- negativismo ativo – tende a fazer o contrário do que se espera ou se deseja dele.

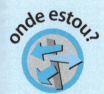

▶ Esquizofrenia (principalmente catatônica).
▶ Depressão grave.
▶ Transtornos de personalidade.

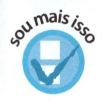

▶ Entre as manifestações do negativismo encontra-se o mutismo e a sitiofobia recusa sistemática de alimentos).

Obediência Automática

▶ O paciente obedece ordens imediatas sem nenhuma manifestação de sua vontade, comportando-se como um autômato.

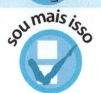

▶ Esquizofrenia catatônica.
▶ Quadros psicorgânicos.

▶ Quando o paciente responde sob a forma de eco, os autores denominam fenômenos em eco ou sugestibilidade volitiva.

209

Automatismo

▶ Atitudes e movimentos realizados sem nexo (movimento dos lábios, de língua e deglutição, abotoar/desabotoar a roupa, andar a esmo, etc.), com alteração do nível de consciência.

▶ Esquizofrenia.
▶ Transe histérico.

Apragmatismo

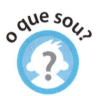
▶ Capacidade prejudicada de realizar atividades volitivas e psicomotoras simples (higiene pessoal, cuidados de limpeza, atividade produtiva) apesar de a função neuropsicológica estar intacta.

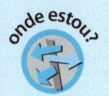
▶ Psicoses crônicas.
▶ Estados depressivos.
▶ Quadros catatônicos.
▶ Estados de esgotamento.

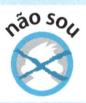
▶ NÃO É apraxia.

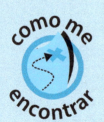
▶ Ao exame:
- investigar durante a entrevista os aspectos das funções mentais do paciente já que as alterações da vontade podem aparecer paralelamente ou em consequência de alterações na consciência, sensopercepção, emoção, etc.;
- algumas alterações da vontade podem ser avaliadas nos testes e escalas para depressão.

INSTINTO – IMPULSO – VONTADE

	ALTERAÇÕES	POSSIBILIDADES DIAGNÓSTICAS
INSTINTO	**Alimentares**	Anorexia nervosa – Bulimia – Hiperfagia – Malácia ou pica – Coprofagia – Mericismo – Alguns transtornos psiquiátricos – Personalidades *borderline*
	Sono	Dissonias – Insônia – Hipersonia – Transtorno do ciclo sono-vigília – Parassonias – Sonambulismo – Terror noturno – Pesadelo – Narcolepsia
	Resposta sexual	Falta ou perda do desejo – Aversão sexual – Falha da resposta genital – Disfunção orgásmica – Ejaculação precoce – Vaginismo – Dispareunia
	Identidade sexual	Transexualismo – Travestismo de duplo papel
	Excreção	Enurese – Encoprese
IMPULSO	**Alteração dos impulsos de agressividade atenuada**	Cleptomania – Piromania – Tricotilomania – Jogo patológico – TOC
	Alteração do controle dos impulsos agressivos	Psicoses (esquizofrenia e mania) alguns casos – Impulso explosivo de intoxicação por psicotrópicos transtornos intermitente de personalidade (explosiva, *borderline*, sociopática) – Retardo mental – Epilepsia – Estados demenciais senis e pré-senis – Impulso e ato – Personalidade psicopática – Depressão suicida maior – Dependência ao álcool – Distimias – Esquizofrenia
	Alteração do controle dos impulsos sexuais	Fetichismo – Travestismo – Exibicionismo – Voyeurismo Pedofilia – Zoofilia – Necrofilia – Parafilias – Coprofilia Sadomasoquismo – Ninfomania – Satiríase
	Alteração do controle dos impulsos de dependência química	Dependencias químicas: álcool (dipsomania) – Opiodes – Canabinoides sedativos, ansiolíticos, hipnóticos – Cocaína – Cafeína – Anfetamina – Alucinógenos – Tabaco – Substâncias voláteis
VONTADE	**Hipobulia/abulia**	Depressão grave – Psicoses orgânicas – Lesões cerebrais infecciosas ou tóxicas lesões cerebrais exógenas – Abuso de drogas
	Hiperbulia	Estados de agitação em geral – Quadros maníacos – Intoxicação aguda ou crônica por anfetaminas e outros psicoestimulantes nas formas expansivas de demência senil e de paralisia geral progressiva
	Negativismo	Esquizofrenia (principalmente catatônica) – Depressão grave – Transtornos de personalidade
	Obediência automática	Esquizofrenia catatônica – Quadros psicorgânicos
	Automatismo	Esquizofrenia – Transes histéricos
	Apragmatismo	Síndrome de fadiga – Estados depressivos – Estados de esgotamento – Quadros catatônicos – Psicoses crônicas

CAPÍTULO 11

Psicomotricidade e Suas Alterações

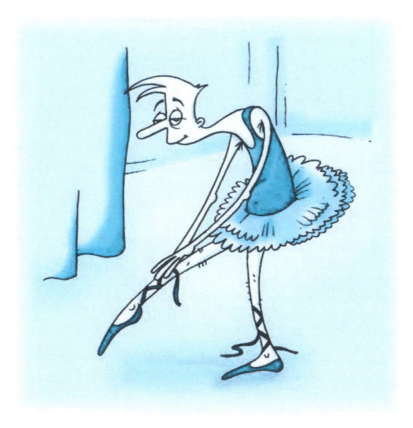

Inspirado na obra: *Bailarina*, de Edgar Degas

PSICOMOTRICIDADE

PSICOMOTRICIDADE

Seu corpo fala o que pensa.
Stanley Kelerman, psicoterapeuta americano.

▶ É a execução de movimentos (voluntários e involuntários) organizados e integrados. Constituem uma síntese psíquica e motora, que permite a adaptação do indivíduo ao seu meio.

▶ Se encontra diretamente relacionada com a etapa final do ato volitivo: execução.

▶ Para a teoria psicanalítica da psicomotricidade, o corpo não é apenas o organismo é também linguagem e, por isso, por meio da motricidade e dos gestos é possível realizar uma leitura simbólica do dizer corporal do indivíduo.

▶ Henry Wallon (1879-1962) foi o pioneiro no estudo da psicomotricidade; forneceu observações definitivas acerca de desenvolvimento neurológico do recém-nascido e da evolução psicomotora da criança. Dizia que "o movimento é a única expressão e o primeiro instrumento do psiquismo". O movimento (ação), pensamento e linguagem são unidades inseparáveis. O movimento é o pensamento em ato, e o pensamento é o movimento sem ato.

▶ Em 1935, impulsionado pelas obras de Wallon, Edouard Guilman (1901-1983) inicia a prática psicomotora, que estabelece, por meio de diferentes técnicas provenientes da neuropsiquiatria infantil, a reeducação psicomotora, que são exercícios para reeducar a atividade tônica, a atividade de relação e o controle motor.

▶ Piaget (1896-1980) foi um dos autores que mais estudou as inter-relações entre a psicomotricidade e a percepção, através de ampla experimentação

▶ As contribuições de Ajuriaguerra, por volta de 1960, somadas às de Wallon e Piaget, influenciaram o curso de pensamentos de outros autores como: R. Diatkine, J. Buges, Jolivet, S. Leboaci, permitindo-lhes redefinir os objetos da psicomotricidade, dando ênfase especial à relação, às emoções e ao movimento. Essas redefinições também sofreram influência de conceitos psicanalíticos relativos ao campo de afetividade, destacando-se psicanalistas como S. Freud, M. Klein, J. Lacan, W. Reich, P. Schilder, F. Dolto, Samí Alí, D. Winnicott, Manoni, entre outros.

Meu corpo não é meu corpo
É ilusão de outro ser
Sabe a arte de esconder-me
E é de tal modo sagaz
Que a mim de mim ele oculta.
Carlos Drummond de Andrade (1902-1987), poeta.

ALTERAÇÕES DA PSICOMOTRICIDADE

O propósito do corpo é levar o cérebro para passear.
Thomas Edison (1847-1931), inventor americano.

Agitação Psicomotora

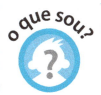

▶ Elevada excitação e multiplicidade de movimentos corporais, em que o indivíduo fala, gesticula, bate com as mãos ou os pés de maneira desordenada, corre, grita, destrói objetos, etc. Os movimentos expressam uma tensão interna e uma grande inquietação emocional.

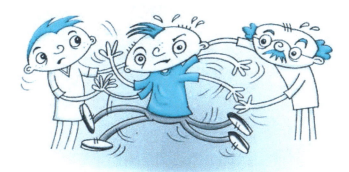

- ▶ Quadros maníacos.
- ▶ Quadros tóxicos.
- ▶ Quadros paranoides agudos.
- ▶ Quadros conversivos.
- ▶ Quadros ansiosos.
- ▶ Esquizofrenia aguda
- ▶ Retardo mental e distúrbios de hiperatividade.
- ▶ Síndromes demenciais.
- ▶ Grande estresse ou tensão emocional.
- ▶ Transtornos de personalidade da conduta.
- ▶ Hipertireoidismo.
- ▶ Traumas cranioencefálicos
- ▶ Encefalopatias metabólicas.

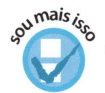
▶ Também denominada hipercinesia ou hiperpraxia por alguns autores.

Inibição Psicomotora

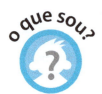
▶ Diminuição e/ou lentidão acentuada de número, amplitude e energia dos movimentos voluntários.

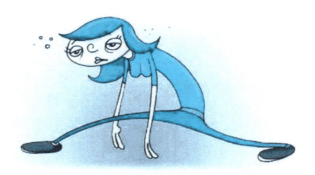

▶ Depressão grave.
▶ Esquizofrenia catatônica.
▶ Algumas demências
▶ Transtornos orgânicos
▶ Fobia social.
▶ Transtorno cognitivo leve.
▶ Alteração de personalidade ou de conduta.

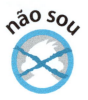
▶ NÃO É paralisia
▶ NÃO É déficit motor primário.

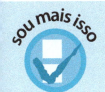

▶ Também denominada bradipraxia e hipopraxia por alguns autores.

Acinesia

▶ Desaparecimento dos movimentos corporais involuntários e voluntários, entre eles a fala (mutismo), a mímica, os gestos e a marcha.

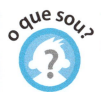

▶ Esquizofrenia catatônica.
▶ Depressão grave
▶ Estados avançados de vários tipos de demências.
▶ Retardo mental
▶ Síndrome de Cotard.
▶ Transtornos neurológicos – Parkinson e encefalite letárgica.

▶ Denominada também hipocinesia.
▶ Apresenta um nível de consciência preservado.
▶ O indivíduo acinético não apresenta reação ao ambiente e caso não receba cuidados, pode ir a óbito.

Apraxia

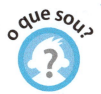

▶ Capacidade prejudicada de realizar atividades atos motores tais como: utilizar objetos de forma adequada, montar quebra-cabeças, vestir-se ou iniciar o movimento de marcha espontânea, apesar da função motora estar intacta.

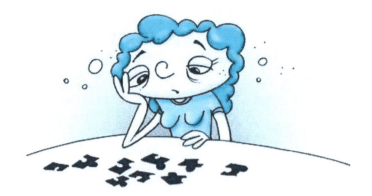

▶ Nas diversas lesões cerebrais relacionadas a lesões corticais, envolvendo doenças vasculares cerebrais, processos demenciais e neoplasias.

▶ NÃO É paralisia.
▶ NÃO É paresia.
▶ NÃO É ataxia.

Psicomotricidade Predominantemente Esquizofrênica

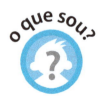

▶ Acentuada perturbação psicomotora, particularmente na esquizofrenia catatônica. Dividem-se em:

- flexibilidade cérea – conservação de uma mesma posição (inclusive uma extrema flexibilidade e plasticidade da musculatura);

- catalepsia – manutenção prolongada da atitude motora, ocorre devida a hipertonia do tônus postural.

- cataplexia – perda súbita do controle motor;

- maneirismo – são gestos artificiais, afetados e repetitivos. É uma alteração do comportamento expressivo: mímica, gestos, linguagem, com o uso de preciosismo verbal, floreados estilísticos, etc. Pode também ser encontrado nas formas graves de conversão e no retardo mental;

- estereotipia motora – são movimentos voluntários, repetitivos, estereotipados, não funcionais (com frequência rítmica). Os movimentos podem ser:

– **autoagressivos**: golpear a cabeça, dar tapa no rosto, enfiar o dedo nos olhos, etc.;

– **não autoagressivos**: balançar o corpo, balançar a cabeça, alisar o cabelo, fazer o sinal da cruz, abençoar outros, fazer gestos profanos;

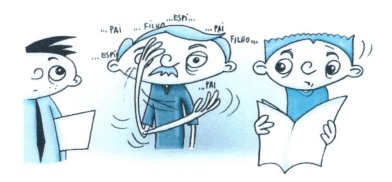

- **ecopraxia** – imitação de um comportamento sem propósito, gestos, atitudes, etc.;

- **discinesia** – são movimentos musculares involuntários e repetitivos anormais, tais como: torcer os dedos, torcer o tronco, respirar emitindo grunhidos, etc.;

- **marcha bizarra** – marcha com maneirismo e estereotipias motoras variadas.

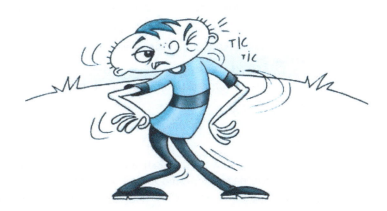

▶ NÃO É estupor letárgico, histérico ou maníaco.

▶ NÃO É sintoma catatônico em doenças cerebrais, distúrbios metabólicos, intoxicação por álcool e drogas, depressão.

221

Psicomotricidade Conversiva

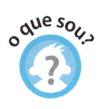

▶ Manifestações motoras, que sugerem um transtorno físico, resultante de conflito psíquico e fatores estressores, de natureza emocional inconsciente e transitória. Ocorre predominantemente nas conversões histéricas. Podem ser:

- distúrbios de marcha – aparecimento abrupto de sintomas físicos (paralisias, anestesias, parestesias, cegueira, etc.), de origem psicogênica;
- ataxia – incapacidade de coordenação dos movimentos musculares voluntários;

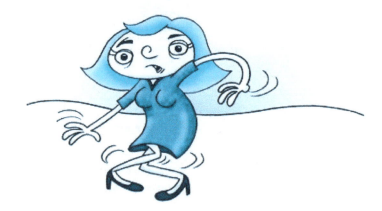

- espasticidade – estado de rigidez muscular;
- balanceio – movimento rítmico de embalar o próprio corpo. Pode também ser encontrado em retardos mentais graves e em autistas pronunciados;
- astasia-abasia – marcha atáxica e vacilante, com incapacidade de ficar em pé sem apoio;
- opistótono – contração do músculo espinal, levando a uma postura encurvada;
- blefaroespasmo – movimento de contração repetitivo e violento das pálpebras;
- convulsões de conversão – são manifestações motoras com estreitamento da consciência, de natureza emocional e transitória. Frequente também em crianças que seguram a respiração em momentos de raiva, chegando a desmaiar;
- ao exame das pupilas podemos diferenciar da convulsão epiléptica.

▶ Outras alterações motoras conversivas:
- paralisia;
- hemiplegia;
- desmaios e quedas;
- torcicolo.

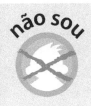
▶ NÃO É epilepsia que, na crise, apresenta midríase.

Psicomotricidade Neurológica

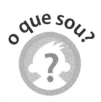

▶ É decorrente de lesões cerebrais específicas, do uso de medicações antipsicóticas e de doenças neurológicas.

▶ Lesões cerebrais – apresentam diferentes perturbações de marcha neurológica, tais como:
- marcha atáxica – andar inseguro de difícil coordenação pelo comprometimento propioceptivo encontrado nas lesões de estrutura propioceptiva, cerebelares, vestibulares e nas polineuropatias;
- marcha espástica – marcha na qual um dos membros faz um semicírculo arrastando os pés, encontrada nos paraplégicos;
- marcha em bloco – marcha lenta de passos curtos, encontrada nas lesões extrapiramidais.

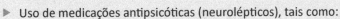

▶ Uso de medicações antipsicóticas (neurolépticos), tais como:
- parkinsonismo – diminuição dos impulsos, lentidão da marcha, rigidez corporal (semelhante a um robô), tremor, sialorreia, faces inexpressivas, sinal da roda denteada;
- discinesia tardia – composta de espasmos peribucais e protusão involuntária da língua e é de difícil reversibilidade. Ocorre com o uso de neurolépticos por pelo menos 3 meses;
- acatisia – inquietação muscular com incapacidade para sentar-se, ou balanço com apoio alternado nos pés, enquanto está de pé;
- síndrome do coelho – são movimentos rápidos de mascar;
- síndrome neuroléptica maligna – uma complicação geralmente fatal pelo uso de neurolépticos. Apresenta rigidez muscular, febre, diaforese, *delirium*, e alteração na pressão sanguínea.

▶ Doenças neurológicas – são movimentos involuntários, de pequena ou grande amplitude, oscilantes e repetitivos, que se apresentam em estado de repouso ou com movimento, tais como:

- tremores – atos involuntários provocados por impulsos neurológicos;
- distonias – contrações musculares fortes, porém lentas;
- mioclonias – contrações abruptas involuntárias;
- movimentos coreicos – movimentos desordenados dos membros, face e língua;
- movimentos atetóticos – movimentos lentos e ondulantes;
- espasmos – contratura muscular de uma região do corpo;
- balismo – movimentos amplos, ritmados e repentinos.

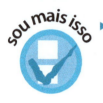

▶ Também estão presentes nos quadros de ansiedade, quadros de fadiga, doença de Parkinson, doença cerebelar, hipertireoidismo, quadros tóxicos (usuários de lítio e antidepressivos estimulantes), cafeinismo e crises de abstinência de drogas e álcool.

Tiques

▶ São vocalizações ou movimentos involuntários, súbitos, rápidos, recorrentes, rítmicos e estereotipados, que variam quanto a localização, frequência e vigor. Tendem a surgir paroxismos. Suas características são a inoportunidade e a manifestação intempestiva. Considerados por alguns autores como a expressão motora de um conflito psíquico.

▶ Os tiques podem ser:

- motores simples – piscar os olhos, fazer caretas, encolher os ombros, tossir, etc.;
- motores complexos – botar a língua para fora, movimentos de arremesso, comportamento de arrumar-se, mexer no cabelo, cutucar os olhos, arrancar cascas de feridas, etc.;
- vocais simples – pigarrear, fungar, cuspir, estalar a língua, assobiar, etc.;
- vocais complexos – sentenças completas em que se podem incluir palilalia, ecolalia, coprolalia e anormalidades de fala.

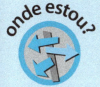

- Síndrome de Gilles de la Tourette.
- Quadros ansiosos.
- Retardo mental.
- Quadros neuróticos.

- NÃO É efeito fisiológico direto de uma substância estimulante.
- NÃO É condição médica geral – doença de Huntington ou encefalite pós-viral.

- Segundo Chapman (1984) aparece com mais frequência entre os 4 e 10 anos de idade.

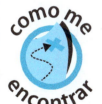

- Ao exame:
  - observação minuciosa dos movimentos, gesticulações, marcha e postura do paciente durante a entrevista;
  - quando observada ou relatada alguma alteração psicomotora, realizar anamnese com o objetivo de verificar possíveis causas orgânicas ou emocionais, seu início e evolução.
- Testes e escalas:
  - teste padronizado de coordenação motora fina e grosseira;
  - teste visuomotor de Bender;
  - teste de desenvolvimento motor de Bruininks-Oseretsky;
  - bateria de testes de habilidades dos movimentos de Frostig;
  - escala de avaliação de efeitos extrapiramidais (Simpson e Angus, 1970);
  - escala de avaliação de acatisia (Barnes, 1989);
  - escala de movimentos involuntários anormais (Guy, 1976);
  - escala UKU de efeitos colaterais (Lingjaerde et al., 1987).

PSICOMOTRICIDADE

ALTERAÇÕES	POSSIBILIDADES DIAGNÓSTICAS
Agitação psicomotora	• Quadros maníacos • Quadros tóxicos • Quadros paranoides agudos • Quadros conversivos • Quadros ansiosos • Esquizofrenia aguda • Retardo mental • Síndromes demenciais • Grande estresse ou tensão emocional • Transtorno de personalidade de conduta • Hipertireoidismo
Inibição psicomotora	• Depressão grave • Esquizofrenia catatônica • Algumas demências • Transtornos orgânicos • Fobia social • Transtorno cognitivo leve • Alteração de personalidade ou de conduta • Hipotireoidismo
Acinesia	• Esquizofrenia catatônica • Depressão grave • Transtornos neuróticos (dissociativos e conversivos) • Estados avançados de vários tipos de demência • Retardo mental • Síndrome de Cotard
Apraxia	• Nas diversas lesões cerebrais
Psicomotricidade Esquizofrênica	• Particularmente na esquizofrenia catatônica
Psicomotricidade Conversiva	• Predominantemente nas conversões histéricas
Psicomotricidade Neurológica	• Lesões cerebrais • Uso de medicações antipsicóticas (neurolépticos) • Doenças neurológicas
Tiques	• Síndrome de Gilles de la Tourette • Quadros ansiosos • Retardo mental • Quadros neuróticos

CAPÍTULO 12

Inteligência e Suas Alterações

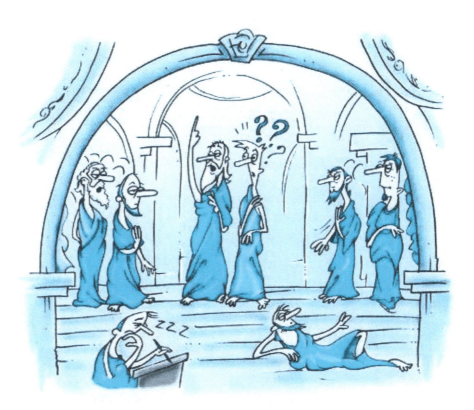

Inspirado na obra: *Escola de Atenas*, de Rafael

INTELIGÊNCIA

INTELIGÊNCIA

Muito estudar não basta para nos ensinar a compreender.
Heráclito de Éfeso (576-480), filósofo grego.

▶ A inteligência é o conjunto de todas as capacidades mentais que são utilizadas para adaptação às tarefas vitais.

▶ Funciona através de esquemas complexos e móveis, em conformidade com um plano lógico, para a solução de problemas.

▶ Está diretamente relacionada ao agrupamento dos diversos fenômenos psíquicos; estes não provocam prejuízos intelectuais quando comprometidos isoladamente. São eles:

- linguagem;

- pensamento;

- memória;

- raciocínio;

- percepção de si mesmo;

- capacidade para aprendizagem;

- integração dos aspectos sensoriais.

▶ Os vários aspectos do funcionamento da inteligência são construídos em épocas diferentes do desenvolvimento e podem variar muito para cada indivíduo.

▶ Determinadas fases do desenvolvimento da criança são importantes para a aquisição de habilidades específicas; caso não ocorra ao final de certo período, pode não ser possível a obtenção da habilidade posteriormente.

▶ As variações no funcionamento da inteligência dependem da capacidade de manipular as informações e identificar as relações entre dados de qualquer natureza; os dados podem ser relativos ao mundo externo ou conteúdos abstratos restritos ao mundo subjetivo. Essas relações podem ser de quais quer tipo:

- identidade;

- aproximação;

- semelhança;

- disparidade;

- diferença;

- exclusão.

▶ Além da capacidade de reprodução dos dados, o que mais caracteriza a inteligência é a sua capacidade de permitir que novos conteúdos sejam construídos a partir de duas atividades:

- criatividade – processo do psiquismo que possibilita a utilização consciente de recursos novos para resolução de situações do cotidiano;

- intuição – conhecimento baseado em fatos que pertencem à experiência do inconsciente e que surge de forma espontânea e instantânea à mente. Não pode ser comandada nem controlada.

Quanto mais se racionaliza, menos se cria.
Raymond Chandler (1888-1959), escritor americano.

▶ Jaspers considera alguns pré-requisitos para expressão da inteligência. São eles.

- pré-condições da inteligência: atividade sensorial, memória, habilidade motora, habilidade verbal e resistência à fadiga;

- condições promotoras da inteligência: atenção, vivacidade dos processos instintivos e afetivos e unificação da vontade.

▶ Os níveis de inteligência não dependem unicamente da posse de meios ideativos, mas também da capacidade de aplicá-los. "A escassez de conhecimentos é, em geral, sinal de debilidade mental, mas a abundância deles não constitui, necessariamente sinal de inteligência" (Jaspers).

▶ Pesquisas sugerem que o desenvolvimento intelectivo adequado depende da integração eficaz dos fatores genéticos e ambientais. Nenhum dos fatores isolados seria capaz de determinar o sucesso do desenvolvimento da inteligência.

▶ Piaget, famoso pesquisador da psicologia genética, distinguiu quatro estágios no desenvolvimento das funções cognitivas, as quais atingem seu ponto máximo na adolescência (aos 12 anos). Considera que as estruturas construídas em cada estágio tornam-se parte integrante e os pilares das estruturas do estágio seguinte. São eles:

- sensoriomotor (0 a 2 anos) – construção de conceitos de objetos que se lhes apresentam;

- pré-operatório (2 a 7 anos) – fixação da permanência do objeto por meio da representação e variação imaginativa; também chamada de inteligência intuitiva;

- operatório – concreto (7 a 12 anos) – capacitação para a utilização do raciocínio por meio de operações concretas. Funcionamento semelhante às operações aritméticas, o que permite quantificar a experiência e assimilar regras;

- operatório formal (12 anos em diante) – desenvolvimento da capacidade para tirar conclusões sobre o raciocínio (abstração). Formação dos ideais.

A infância é o tempo de maior criatividade na vida de um ser humano.

Jean Piaget (1896-1980), pedagogo suíço.

▶ Por se tratar de uma entidade multifatorial, autores atuais propõem novos modelos estruturais para a conceituação teórica da inteligência. Entre eles:

- Cattell (1971) – divide a inteligência em dois subfatores, o primeiro relacionado ao raciocínio abstrato e o segundo ao conhecimento adquirido. Definindo-os como:

  – inteligência fluida: capacidade para raciocinar em situações novas ou inesperadas, sendo manifestada na reorganização, transformação e generalização da informação. As deficiências neste fator se caracterizam pela dificuldade em generalizar regras, formar conceitos e observar implicações. Determinada pelos aspectos biológicos (genéticos);

  – inteligência cristalizada: representa a profundidade e quantidade de experiência e conhecimentos adquiridos. Inclui a compreensão da comunicação e tipos de raciocínio com base em processos previamente aprendidos, capacidade de solucionar problemas cotidianos. As deficiências neste fator se caracterizam pela carência de informações, de habilidades linguísticas e dificuldade de processar conhecimentos. Conhecida também como "inteligência social" ou "senso comum".

- Horward Gardner (1983) – teoria das múltiplas: defende a existência de sete modalidades de inteligência que são encontradas em todos os indivíduos, porém em diferentes níveis, sendo que algumas habilidades podem se desenvolver mais que outras. São elas:

  – inteligência linguística/verbal;

  – inteligência lógico/matemática;

  – inteligência visual/espacial;

  – inteligência musical/rítmica;

  – inteligência corporal;

  – inteligência interpessoal;

  – inteligência intrapessoal.

- Daniel Goleman (1995) – inteligência emocional – em sua teoria ressalta a importância do papel das emoções nas respostas dos indivíduos e a necessidade da aquisição de algumas habilidades para que se alcance sucesso na vida. Destaca cinco áreas de habilidade emocional diretamente relacionadas ao funcionamento intelectivo:

  – autoconhecimento emocional;

  – controle emocional;

- automotivação;
- reconhecimento de emoções em outras pessoas;
- habilidades em relacionamentos interpessoais.

▶ O critério psicométrico da inteligência passou a ser aplicado por Binet e Simon (1905) com a introdução do conceito de idade mental (IM), que representa o nível de realização característico em crianças de cada nível etário.

▶ W. Stern (1912) substitui a noção de IM pela conceituação do quociente intelectual (QI), que se obtém calculando a relação existente entre a idade mental e a idade cronológica. Por meio deste índice é possível fazer a comparação de desempenho com pessoas da mesma idade.

▶ O QI é a medição atual da capacidade intelectual de um indivíduo, e não necessariamente do potencial do funcionamento futuro. A tabela abaixo mostra a distribuição da classificação da inteligência pela faixa de QI, de acordo com o DSM IV:

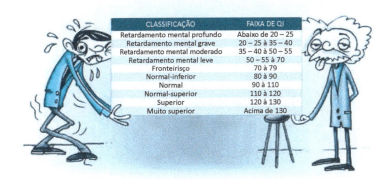

CLASSIFICAÇÃO	FAIXA DE QI
Retardamento mental profundo	Abaixo de 20 – 25
Retardamento mental grave	20 – 25 à 35 – 40
Retardamento mental moderado	35 – 40 à 50 – 55
Retardamento mental leve	50 – 55 à 70
Fronteiriço	70 à 79
Normal-inferior	80 à 90
Normal	90 à 110
Normal-superior	110 à 120
Superior	120 à 130
Muito superior	Acima de 130

▶ O QI é medido por testes de inteligência. Estes se tornam mais eficazes à medida que englobem uma variedade de habilidades e capacidades e não uma capacidade isolada.

▶ Salles (1982) – médico psiquiatra, apoiado nos estudos de Carl Schneider e após 21 anos de observação, fundamentou e concluiu que cerca de 30% das pessoas ao nascer sofriam de hipoxemia cerebral (diminuição do oxigênio no sangue cerebral), trazendo como consequência, uma lesão mínima responsável pelo resultado, do que Salles chamou de (superdotação).

▶ Salles considerava que os superdotados intelectuais por hipoxemia cerebral usam concomitantemente os dois hemisférios cerebrais para as funções intelectivas e volitivas e por consequência, tornam-se duplamente capacitados em relação a outras pessoas.

▶ O conceito de superdotação é influenciado pelo contexto histórico e cultural e, por isso, pode variar de cultura para cultura em função do momento histórico e social.

▶ Entendida como um fenômeno multidimensional, agrega todas as características de desenvolvimento do indivíduo, abrangendo tanto aspectos cognitivos quanto características afetivas, neuropsicomotoras e de personalidade.

▶ Superdotados (ou portadores de alta capacidade) apresentam uma ou múltiplas habilidades intelectuais acima da média (não podendo explicar essa superioridade apenas por estudo ou treinamento).

▶ As características intelectuais do superdotado vão além dos aspectos relacionados à inteligência.

▶ Pode NÃO ser identificado em testes de Q.I, pois estes avaliam alguns aspectos da cognição e habilidades mentais humanas, não abrangem a capacidade mental global.

▶ Identifica-se um superdotado através de seu histórico, sua habilidade, avaliação dos pais e professores.

▶ Algumas características dos superdotados:

- preferência por novos arranjos visuais;

- desenvolvimento físico precoce (sentar, engatinhar e caminhar);

- alto grau de curiosidade;

- boa memória;

- atenção concentrada;

- persistência;

- independência e autonomia;

- interesse por áreas e tópicos diversos;

- facilidade de aprendizagem;

- criatividade e imaginação;

- bom humor;

- iniciativa;

- liderança;

- vocabulário avançado para sua idade cronológica;

- elaboração e fluência de ideias;

- habilidade para considerar pontos de vistas de outras pessoas;

- facilidade para interagir com crianças mais velhas ou adultos;

- habilidade para o abstrato;

- alto nível de energia;

- interesse por livros e outras fontes de conhecimento;

- dificuldade de relacionamento com colegas de mesma idade que não compartilham o mesmo interesse;

- perfeccionismo;

- vulnerabilidade à crítica dos outros e de si mesmo;

- problemas de conduta (indisciplina), sobretudo durante a realização de tarefas pouco desafiadoras;

- grande empatia em relação ao outro como resultado de sua sensibilidade exacerbada;

- tédio em relação às atividades curriculares regulares;

- tendência a questionar regras;

- excesso de competitividade;

- intensidade de emoções;

- ansiedade;

- persistência;

- autoconsciência elevada.

ALTERAÇÕES QUANTITATIVAS DA INTELIGÊNCIA

Retardo Mental

▶ Condição em que houve interrupção do desenvolvimento mental, prejudicando o nível global de inteligência, as aptidões de aprendizado, de fala, de habilidades motoras e sociais.

▶ A interrupção ocorre em algum ponto da evolução antes do surgimento da abstração, ou seja, no período compreendido desde a tenra idade (pré-natal, perinatal e pós-natal) até a puberdade. O grau de retardo é aferido pelo ponto em que o desenvolvimento da mente estacionou.

▶ É considerado retardo mental quando o indivíduo apresenta o quociente de inteligência (QI) significativamente inferior à média com escore igual ou menor que 70.

▶ Só deve ser diagnosticado como tal, se o comprometimento das capacidades se manifestarem antes dos 18 anos de idade.

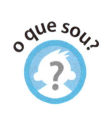

▶ O comprometimento da atividade intelectual leva à incapacidade para preencher os padrões da própria faixa etária provocando prejuízos no funcionamento adaptativo. Resultam disso:

- dificuldades para fazer planos e julgamentos;
- dificuldades para lidar com as exigências do meio;
- dificuldades para cuidar de si mesmo;
- apresentam dependência social.

▶ O retardo mental pode ter sua origem em diferentes fatores:

- genéticos;
- físicos – problemas durante a gravidez, doenças, traumatismo cerebral sofrido antes, durante ou imediatamente após o parto;
- psicossociais – ambiente empobrecido em termos de estimulação e nutrição.

▶ Sua prevalência é estimada em 1 a 3% da população geral, com proporção de um indivíduo do sexo feminino para 1,5 do sexo masculino.

▶ Apresenta menor expectativa de vida.

▶ O diagnóstico de retardo mental deve ser feito independente do indivíduo possuir um outro transtorno, tanto físico como mental.

▶ A linha entre a normalidade e o retardo nem sempre são claras em muitos casos; o mesmo ocorre entre os quatro níveis de retardo. São eles:

- Retardo mental leve:

  - nível de QI: de 50 a 70 (idade mental adulta: de 8 a 12 anos);

  - uso da linguagem atrasado em graus variados;

  - suas dificuldades são percebidas no rendimento escolar;

  - os portadores adquirem habilidades escolares até o nível de 5ª e 6ª séries;

  - geralmente conseguem independência em cuidados próprios e em habilidades práticas e domésticas, podendo a maioria ser bem-sucedida na comunidade e viver independente;

  - conseguem bom contato de conversação, embora se note uma certa imaturidade emocional e social;

  - incapacidade acentuada para lidar com situações complexas, como, por exemplo, casamento e educação de filhos;

  - esse grupo constitui o maior percentual de retardos mentais;

  - etiologia orgânica é pouco frequente;

  - associa-se ao autismo, epilepsia e outros transtornos de conduta ou incapacidade física;

  - durante os anos pré-escolares, pacientes com este tipo de retardo frequentemente não são diferenciados de crianças normais, podendo haver somente um prejuízo mínimo na função sensoriomotora;

  - transtornos do desenvolvimento são encontrados em proporções variadas;

  - nível de independência baixo, necessitando de constantes orientações situacionais;

- retardo mental moderado:

  - nível de QI: de 35-40 a 50-55 (idade mental adulta de 6 a 9 anos);

  - fácil reconhecimento;

  - raramente ultrapassam o primeiro grau escolar;

  - só conseguem participar de conversas simples;

  - parecem alheios às necessidades da vida em sociedade e tem dificuldades de cuidar de si mesmos, embora consigam comunicar suas necessidades básicas;

  - dificuldades na fala;

  - podem ter alguma habilidade visuoespacial e desenvolver linguagem de sinais;

  - quase nunca conseguem independência na vida adulta.

– este grupo constitui aproximadamente 10% da população mentalmente retardada;

– são mais frequentes as etiologias orgânicas;

– a limitação do contato verbal com estas pessoas pode dificultar a identificação de outros transtornos associados, tais como: os transtornos invasivos do desenvolvimento (autismo), epilepsia e outros distúrbios neurológicos que são comuns neste tipo de retardo.

- retardo mental grave:

  – nível de QI: de 20 a 34 (idade mental adulta de 3 a 6 anos);

  – geralmente notado no nascimento;

  – pouca ou nenhuma fala comunicativa;

  – habilidades motoras precárias, só cuidando do corpo com treinamento (podem aprender a se vestir, comer sozinhos e fazer higiene pessoal);

  – problemas sérios de saúde, requerendo supervisão contínua;

  – apresentam anormalidades cerebrais frequentes.

- retardo mental profundo:

  – nível de QI: abaixo de 20;

  – facilmente identificáveis, apresentam deficiências em quase todos os aspectos;

  – só aprendem a receber ordens simples e a comunicar algumas necessidades da vida cotidiana, com grande falta de compreensão e limitação de linguagem;

  – são comuns: incapacidades neurológicas graves ou outros problemas físicos que afetam a mobilidade, como epilepsia e comprometimento visual e auditivo;

  – necessitam de supervisão e cuidados individuais, inclusive na vida adulta;

  – frequentes associações com transtornos invasivos do desenvolvimento trazendo gravidade ao caso e grandes dificuldades de manejo (grande incidência de autismo atípico);

  – geralmente de etiologia orgânica;

  – criados em famílias estimuladoras e afetivas, eles realizam mais do seu potencial como qualquer outro caso de retardo mental ou pessoas de inteligência normal.

- Síndrome de Down (mongolismo).
- Síndrome do X-frágil.
- Doença de Niemann-Pick.
- Doença Tay-Sachs.
- Doença de Gaucher de tipo I.
- Fenilcetonúria.
- Síndrome do miado de gato.
- Síndrome de Edwards.
- Síndrome de Turner.
- Síndrome de Klinefelter.
- Outros.

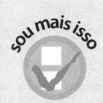

- NÃO É transtorno convulsivo.
- NÃO É transtorno de aprendizagem de uma área específica.
- NÃO É transtorno invasivo do desenvolvimento.
- NÃO É autismo infantil.
- NÃO É esquizofrenia com início na infância.
- NÃO É demência.

- Comorbidades:
  - hiperatividade;
  - baixa tolerância à frustração;
  - agressão;
  - instabilidade afetiva;
  - comportamentos motores estereotipados e repetitivos;
  - comportamentos autodestrutivos.
- Denominações diferentes foram utilizadas no decorrer da história para designar o que atualmente se convencionou como retardo mental:
  - idiotia;
  - imbecilidade;

- debilidade;
- oligofrenia;
- deficiência mental.

▶ Anamnese: uma simples conversa com o paciente possibilita uma impressão geral sobre o nível intelectivo, atentando-se para:
- capacidade de compreender conceitos, metáforas e analogias;
- adequação de juízos e raciocínio;
- extensão e uso de seu vocabulário;
- desempenho escolar ou profissional;
- conduta social;
- maneiras que lidar com problemas do dia a dia.

▶ Ao exame:
- realizado com maior frequência na presença dos pais ou responsáveis.

▶ Antecedentes familiares:
- pesquisar fatores hereditários;
- predisposições maternas – RH, diabetes, desnutrição, ingestão de drogas (álcool principalmente), idade materna (menos de 16 e mais de 35 anos), prematuridade, primiparidade, multiparidade acima de 45 anos, condições emocionais traumáticas;
- gestação – radiações durante a gravidez ou enfermidades infecciosas (sarampo, rubéola, toxoplasmose), hemorragias, substâncias tóxicas, problemas placentários (placenta révia ou desprendimento), desnutrição e eclâmpsia;
- condições perinatais – nível de APGAR (anóxia), hiperbilirrubinemia, cordão umbilical, prematuridade, traumatismo e peso do feto (menos de 2,5 kg e mais de 4,5 kg), tipo e duração do parto;
- condições pós-natais – infecções (meningite, encefalites e abscessos), desnutrição, falta de mãe, fatores socioeconômicos, intoxicação por chumbo, deficiência de iodo, alterações hormonais, traumatismo cranioencefálico.

▶ História atual: pesquisar desempenho nas atividades cotidianas (que geralmente apresentam baixo desempenho):
- cuidados com a própria higiene;
- comunicação com familiares e estranhos;

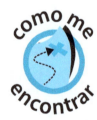

- rendimento escolar;

- uso de componentes e instrumentos domiciliares;

- trabalhos diferenciados;

- jogos e brincadeiras.

▶ Exames físicos: esta avaliação é de suma importância pela grande quantidade de achados específicos compostos por sinais e estigmas próprios e característicos das síndromes de retardo mental, principalmente em cabelo, cabeça, rosto, pescoço, peles e dedos. Pode ser completado pelo exame neurológico.

▶ Exames laboratoriais:

- exame de sangue e de urina podem ser reveladores das diferentes etiologias do retardo mental, assim como a cultura de fibroblastos e leucócitos;

- EEG e neuroimagem – são particularmente importantes e ajudam no diagnóstico, podendo levar ao esclarecimento precoce;

- pesquisa citogenética quando se suspeita da presença de enfermidade cromossômica. São exames especiais, entre eles o cariótipo (visualização dos cromossomos), para identificação de alterações no número e na morfologia.

▶ Testes e escalas:

- WISC – escala de inteligência Wechsler para crianças;

- WAIS – escala de inteligência Wechsler para adultos;

- WASI – escala de inteligência Wechsler abreviada;

- CATTEL – crianças e adultos;

- RAVEN – crianças e adultos;

- COLUMBIA;

- Escala de BAYLEY – para crianças com menos de 2,5 anos;

- G36 – teste não verbal de inteligência;

- G38 – teste não verbal de inteligência;

- BPR-5 – bateria de provas de raciocínio;

- BETA III – teste não verbal de inteligência geral BETA-III (subtestes de raciocínio matricial e códigos);

- R-1;

- R-2;

- SON-R 2 1/2-7 [a] – teste não verbal de inteligência;

- TEI – teste equicultural de inteligência;

- TIG-NV – teste de inteligência não verbal;

- TI – teste de inteligência;
- TIV – teste de inteligência não verbal;
- TONI-3 – teste de inteligência não verbal: uma medida de habilidade cognitiva independente da linguagem;
- V-47 – teste verbal de inteligência.

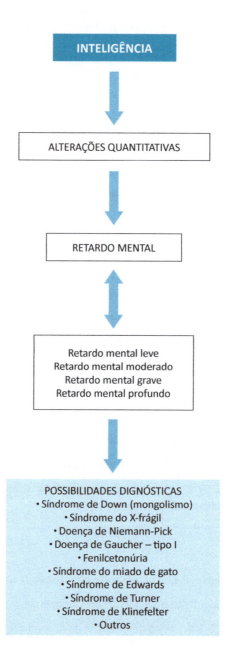

Anexos

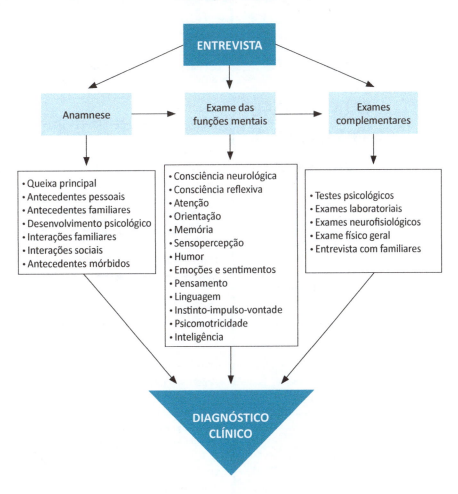

MINIEXAME DO ESTADO MENTAL

Total de pontos:

Normal:
24 a 30 pontos

Fonte:
SmithKline Beecham
Farmacêutica

ORIENTAÇÃO (até 10)
1. Cidade	4. Hospital	8. Dia do mês
2. Estado	5. Andar	9. Ano
3. País	6. Dia da semana	10. Estação
	7. Mês	

MEMÓRIA (até 3)
Repetir imediatamente: cadeira – meia – escova

ATENÇÃO (até 5)
Diminuir 7 de 100 sucessivamente, por 5 vezes OU soletrar MUNDO de trás para frente

MEMÓRIA II (até 3)
Pedir para repetir os 3 objetos ditos anteriormente

LINGUAGEM (até 2)
Mostrar 2 objetos e pedir para que diga os nomes

LINGUAGEM II (até 3)
Atender a 3 comandos verbais: Levante a mão, feche os olhos, abra a boca

LINGUAGEM III (até 3)
Repetir a frase: Os sinos sempre soam

LINGUAGEM IV (até 2)
Ler a frase e escrevê-la num papel após:
Quem tudo quer tudo perde

LINGUAGEM V (até 1)
Copiar o seguinte desenho:

INFÂNCIA E ADOLESCÊNCIA		
PSICOPATOLOGIA		
PRINCIPAIS FUNÇÕES MENTAIS ALTERADAS	**TRANSTORNOS PSIQUIÁTRICOS**	**DIAGNÓSTICO**
ANORM. SOCIAIS E COMUNICAÇÃO	INVASIVOS	Autismo – Rett – Heller – Asperger
APRENDIZAGEM	FALA E LINGUAGEM	Articulação – Afasia – Linguagem receptiva e expressiva
APRENDIZAGEM	HABILIDADES ESCOLARES	Transtorno de leitura, soletrar e habilidades aritméticas
MOTRICIDADE	HIPERCINÉTICOS	TDAH
LINGUAGEM	FALA SOCIAL	Mutismo eletivo
LINGUAGEM	VINCULAÇÃO	Inibição e desinibição
LINGUAGEM	FALA	Gagueira e taquifemia
AGRESSIVIDADE	CONDUTA	Contexto familiar, solitário-agressivo, grupal e desafiador de oposição
HUMOR	DEPRESSÃO	Depressão e suicídio
EMOÇÕES E SENTIMENTOS	FÓBICO ANSIOSO	Ansiedade de separação, ansiedade social, rivalidade-irmãos
EMOÇÕES E SENTIMENTOS	TIQUE	T. transitório – Tourette
EMOÇÕES E SENTIMENTOS	ALIMENTAÇÃO	Recusa alimentar
EMOÇÕES E SENTIMENTOS	EXCREÇÃO	Enurese e encoprese

ETIOLOGIA E PSICOPATOLOGIA

ETIOLOGIA PREDOMINANTE	PRINCIPAIS FUNÇÕES MENTAIS ALTERADAS	TRANSTORNOS PSIQUIÁTRICOS	DIAGNÓSTICO
	Memória	Demência	Alzheimer – Vascular – Outras
FATORES ORGÂNICOS	Neuroconsciência Atenção Orientação Psicomotricidade Linguagem	Transtornos Decorrentes de Perturbações Fisiológicas Cerebrais e Gerais	Amnésia orgânica – *Delirium* – Alucinose orgânica Catatonia – Delírio – Humor – Ansiedade Dissociativo – Distímico – Personalidade Encefalítico e pós-convulsional Puerpério e ciclo menstrual
FATORES HEREDITÁRIOS CONSTITUIÇÃO	Pensamento Sensopercepção Consciência Reflexiva	Esquizofrenia e Psicoses Afins	Paranoide – Hebefrênica Catatonia simples Indiferenciada – Delírios crônicos Psicoses agudas e induzidas Transtornos esquizoafetivos
	Humor	Espectro Bipolar	Mania franca e psicótica – Hipomania Transtorno bipolar – Depressão maior unipolar Ciclotimia – Distimia
	Personalidade	Personalidades Psicopáticas	Paranoide – Esquizoide – Antissocial – Impulsiva Histriônica – Obsessivo compulsiva – Ansiosa Dependente – Esquizotípica narcísica
CONFLITOS PSÍQUICOS	Emoções e Sentimentos	Transtornos de Ansiedade	Agorafobia – Fobia social e específicas Pânico – Ansiedade generalizada Transtorno obsessivo-compulsivo
		Dissociações	Amnésia – Fuga – Transe – Possessão
		Conversões	Distúrbios de marcha – Convulsões Perdas sensoriais
		Repercussões Somáticas	Somatização – Hipocondria Transtornos psicossomáticos
	Instintos	Repercussões na Fisiologia NL	**Alimentares:** Anorexia – Bulimia – Hiperfagia **Sono:** Insônia – Hipersonia – Sonambulismo **Sexuais:** Perda do desejo – Aversão Disf. Orgásmica – Ejac. Precoce – Vaginismo Dispareunia – Ninfomania – Satríase
	Impulsos	Transtorno de Impulso	Jogo patológico – Piromania – Cleptomania Tricotilomania – Parafilias – Fetichismo Exibicionismo – Voyeurismo – Pedofilia Sadomasoquismo – Travestismo
FATORES EXÓGENOS	Emoções e Sentimentos	Estresse	Reação aguda pós-traumática e de ajustamento
	Sensopercepção	Dependência de Drogas	Intoxicação – Dependência – Abstinência *Flashbacks* – Síndrome amnéstica Transtorno psicótico
DIVERSOS FATORES	Inteligência	Retardo Mental	Leve – Moderado – Grave – Profundo

SIGLAS USADAS NESTE GUIA	
TC	tomografia computadorizada
RM	ressonância magnética
PET	tomografia por emissão de pósitrons
SPECT	tomografia computadorizada por emissão fotônica única
AVC	acidente vascular cerebral
ECG	eletrocardiograma
EEG	eletroencefalograma
AP	anatomia patológica
LCR	líquido cefalorraquidiano
SNC	sistema nervoso central
REM	(fase do sono) movimento rápido dos olhos
PA	pressão arterial
QI	quociente de inteligência
TAG	transtorno de ansiedade generalizada
TOC	transtorno obsessivo-compulsivo

Glossário

GLOSSÁRIO

- Abstinência – síndrome caracterizada por cessação ou redução da droga após uso repetido, pesado, prolongado, levando a um conjunto de sintomas de agrupamento e gravidade variáveis.

- Afetivo – referente a qualquer componente emocional ou sentimental de uma experiência.

- Amígdala – região do cérebro.

- Anamnese – técnica interrogatória de coleta de dados dos antecedentes da doença.

- Anorexia – transtorno alimentar, caracterizado por deliberada perda de peso pela não alimentação, numa busca constante de magreza em consequência de uma perturbação do esquema corporal.

- Atividade neurológica – funcionamento, ação específica do sistema nervoso.

- Atividade psíquica – funcionamento, ação específica dos processos mentais.

- Atos falhos – ações inconscientes que estão em nosso cotidiano, são coisas que estavam reprimidas que dizemos ou fazemos sem querer.

- Atos volitivos – atos da vontade.

- Autismo – transtorno invasivo do desenvolvimento, caracterizado por anormalidades qualitativas nas interações sociais recíprocas e em padrões de comunicação, com repertório de interesses e atividades restrito, estereotipado e repetitivo.

- Bulimia – transtorno alimentar, caracterizado por repetidas crises de hiperfagia associadas a uma preocupação excessiva com o controle do peso corporal.

- Bulbo – região do cérebro.

- Catalepsia – perda temporária da sensibilidade e do movimento em parte localizada do corpo.

- Células gliais – células responsáveis por sustentar e manter vivos os neurônios.

- Ciclotimia – transtorno do humor caracterizado por oscilação persistente de humor, apresentando inúmeras fases de lentificação ou aceleração do psiquismo e/ou da sicomotricidade.

- Circadiano – ritmos do dia.

- Citogenética – estudo das alterações cromossômicas.

- Cognitivo – referente à aquisição de conhecimento.

- Comorbidade – significa correlação, em epidemologia psiquiátrica refere-se à chance de um portador de um determinado transtorno tornar-se mais predisposto a desenvolver outro.

- Coreia – movimentos musculares anormais, espontâneos e irregulares, rápidos e transitórios, sugerindo uma dança.

- Córtex cerebral – substância cinzenta do cérebro.

- Cortisol – hormônio da suprarrenal.

- Demência – síndrome caracterizada por múltiplos comprometimentos nas funções cognitivas incluindo inteligência geral, aprendizagem e memória, linguagem, orientação, percepção, etc.

- Depressão grave – é a depressão maior, com sintomas bastante intensos como: ausência de auto estima, angústia ou agitação intensa, sentimento de inutilidade, sentimento de culpa proeminente, etc.

- Depressão maior unipolar – transtorno do humor caracterizado por humor abatido, com perda de interesse pelas coisas, além da ausência de prazer e energia reduzida pela vida, levando a um cansaço exacerbado e psicomotricidade lentificada.

- Dexametasona – fármaco corticoide.

- Diaforese – suor abundante.

- Diencéfalo – região do cérebro.

- Disfunção orgásmica – transtorno sexual, caracterizado por atraso ou ausência persistente ou recorrente de orgasmo.

- Dispareunia – transtorno sexual caracterizado por dor durante o intercurso sexual.

- Disposição primária – neste caso referente ao humor, significa que a sua localização é de base, vem antes de tudo.

- Distimia – transtorno do humor caracterizado por rebaixamento crônico do humor, acompanhado de sintomatologia de intensidade leve a moderada.

- Doença de Gaucher de tipo I – síndrome de retardo mental.

- Doença de Huntington – doença degenerativa cujos sintomas são causados pela perda marcante de células em uma parte do cérebro denominada gânglios de base.

- Doença de Niemann-Pick – síndrome de retardo mental causada por acúmulo de esfingomielina e colesterol na substância cinzenta.

- Doença Tay-Sachs – síndrome de retardo mental, caracterizada pela ausência da enzima hexosaminidase A.

- Eclâmpsia – convulsões que não podem ser atribuídas a outras causas.

- Ejaculação precoce – transtorno sexual, caracterizado por incapacidade masculina de controle ejaculatório para o gozo da interação sexual.

- Encoprese – transtorno de excreção, caracterizado por evacuação em horas e lugares inapropriados, proposital ou involuntária.

- Endorfina – neurotransmissor cerebral.

- Entorses – lesões na articulação.

- Enurese – transtorno de excreção caracterizado por liberação de urina, a qualquer hora, involuntária ou intencional.

- Epilepsia – distúrbio intermitente do sistema nervoso, com descarga súbita, excessiva e desordenada dos neurônios cerebrais.

- Episódio maníaco – episódio único de estado de humor intensamente exacerbado acompanhado de aceleração do psiquismo, especialmente da psicomotricidade.

- Esquizofrenia – psicose grave, de evolução crônica que leva a vários graus de deterioração da personalidade, com riqueza de manifestações psicopatológicas e desorganização de diversos processos mentais.

- Estertorosa – respiração barulhenta.

- Etiologia – fatores que causam a doença.

- Euforia maníaca – exaltação intensa do humor durante episódio maníaco.

- Fenda palatina – é uma anomalia genética, que ocorre durante a formação e desenvolvimento do feto.

- Fenilcetonúria – é hereditária e se caracteriza pela falta de uma enzima em maiores ou menores proporções, impedindo que o organismo metabolize e elimine o aminoácido fenilalanina, que em excesso no organismo ataca o cérebro e causa deficiência mental.

- Fibroblasto – é a célula mais abundante no tecido conjuntivo.

- Flumazenil – substância antagonista do benzodiazepínico.

- Fobia – transtorno de ansiedade caracterizado pelo medo acentuado diante de objetos ou situações específicas.

- Glicocorticoides – hormônios suprarrenais.

- Heteroagressividade – atos destrutivos que têm como objeto o mundo exterior.

- Hiperativação – aumento excessivo da capacidade de reação.

- Hiperfagia – grande ingestão alimentar.

- Hipervigilância – distraibilidade ou aumento da atenção.

- **Hipnose** – técnica que consiste na indução do transe (estado de relaxamento semiconsciente), mas com manutenção do contato sensorial do paciente com o ambiente.

- **Hipocampo** – região do cérebro.

- **Hipocondria** – preocupação persistente de apresentar doenças, conhecida como "mania de doença".

- **Hipomania** – transtorno do humor caracterizado por exacerbação leve e persistente do humor, aumento da energia e atividade, loquacidade e comportamento presunçoso e grosseiro.

- **Hipotálamo** – região do cérebro.

- **Hipotonia** – diminuição do tônus muscular.

- **Histeria** – também conhecida como conversão, caracterizada por perda ou alteração no funcionamento físico, sugerindo um transtorno físico, resultante de conflitos psíquicos e fatores estressores, de natureza emocional inconsciente e transitória.

- **Hormônio luteinizante** – hormônio responsável por estimular a maturação das glândulas reprodutivas e a liberação de hormônio sexuais.

- **Labilidade** – variação fácil.

- **Lobos frontais** – região do cérebro.

- **Marcha** – movimento regular, passo.

- **Medula espinhal** – parte do sistema nervoso central alojada no canal raquidiano.

- **Melatonina** – é um neuro-hormônio produzido pela glândula pineal e apresenta como principal função regular o sono.

- **Midríase** – dilatação da pupila.

- **Mnêmico** – relativo à memória.

- **Morfologia** – estudo das formas da matéria.

- **Neurastenia** – transtorno neurótico caracterizado por queixas persistentes e angustiantes de fadiga aumentada após esforço mental ou queixas persistentes e angustiantes de fraqueza e exaustão corporal após esforço mínimo.

- **Neurônios** – célula nervosa com seus prolongamentos

- **Neuropatologia** – área da medicina que estuda as doenças nervosas.

- **Neurotransmissores** – substância que estabelece comunicação entre as células nervosas.

- **Noradrenalina** – neurotransmissor cerebral.

- **Onírica** – relativa aos sonhos.

- **Parafrenia** – temas delirantes com caráter fantástico, com grande riqueza imaginativa, com introdução e adaptação do mundo fantástico ao real, sem grandes sistematizações e com preservação da capacidade psíquica e integração.

- **Parkinson** – doença causada por uma afecção neurodegenerativa que se manifesta clinicamente através dos seguintes sintomas: tremor de repouso, rigidez muscular, lentidão de movimentos e alterações da marcha e do equilíbrio.

- **Paroxismo** – manifestação intensa da doença.

- **Pelagra** – doença.

- **Perinatal** – no momento do parto.

- **Personalidade Psicopática** – transtorno de personalidade, caracterizado por desprezo pelas obrigações sociais, ausência de empatia, baixa tolerância à frustração, agressividade, etc.

- **Primiparidade** – relativo ao primeiro parto.

- **Psicogênica** – referente à origem das funções psíquicas.

- **Psicométrico** – método que mede os fenômenos psíquicos.

- **Psicose** – estado alterado da função mental, no qual a pessoa tem sensações que não correspondem à realidade e pensamentos que fogem ao seu controle, que podem ser causados po rdoenças físicas e neurológicas, uso de drogas, reações a medicamentos, etc.

- **Região cortical** – região pertencente ao córtex cerebral.

- **Respostas autonômicas** – atos ou movimentos vitais que se realizam sem agentes externos.

- **Retiniano** – relativo à retina do olho.

- **Risco genético** – referente ao que pode ser herdado geneticamente.

- **Semiológico** – área da medicina que analisa os sintomas das doenças.

- **Senilidade** – também conhecida como demência.

- **Serotonina** – neurotransmissor cerebral.

- **Sialorreia** – excesso de saliva.

- **Sinapse** – conexão entre os neurônios.

- **Síndrome de Down** – síndrome de retardo mental.

- **Síndrome de Edwards** – síndrome de retardo mental.

- **Síndrome de Ganser** – transtorno dissociativo.

- Síndrome de Gilles de la Tourette – caracterizada por transtornos de tiques vocais e motores múltiplos e combinados.

- Síndrome de Klinefelter – síndrome de retardo mental..

- Síndrome de Korsakov – tipo de demência.

- Síndrome de Turner – síndrome de retardo mental.

- Síndrome do miado de gato – síndrome de retardo mental.

- Síndrome do X-frágil – síndrome de retardo mental.

- Sintoma – reação no organismo provocada por uma doença.

- Sistema límbico – estrutura cerebral ligada às emoções.

- Sistema nervoso autônomo – divisão do sistema nervoso que abrange o sistema simpático e parassimpático.

- Sistema temporizador – circuito responsável pela marcação do tempo.

- Somática – referente ao corpo físico.

- Somatização – transtorno caracterizado por queixas somáticas múltiplas e recorrentes que não estão associadas a nenhum transtorno físico, geralmente representando algum conflito psíquico.

- Tálamo – região do cérebro.

- Tecido adiposo – tipo especial de tecido conjuntivo, que se caracteriza pela presença de células especializadas em armazenar lipídeos.

- Telencéfalo – região do cérebro.

- Tendências vitais – intenção para vida.

- Terror noturno – transtorno do sono, caracterizado por ocorrência repetida de despertares abruptos, geralmente com grito de pânico ou choro.

- Tiamina – vitamina do complexo B.

- Tolerância – diminuição dos efeitos eufóricos e fisiológicos decorrentes do uso de drogas, a pessoa necessita de doses crescentes para alcançar mesmos efeitos.

- Tônus afetivo – é o que dá o tom dos afetos, como serão experimentados.

- Transe – transtorno dissociativo, caracterizado por estado alterado de consciência do ambiente, durante o qual o paciente pode ter recordações alucinatórias vívidas de um evento traumático.

- Transexualismo – sensação de desconforto com seu próprio sexo anatômico, desejo de viver e ser aceito como um membro do sexo oposto.

- Transtorno bipolar – transtorno do humor caracterizado por dois ou mais episódios de perturbação do humor e dos níveis de atividade do paciente, apresentando em algumas ocasiões exacerbação do psiquismo e em outras, desaceleração.

- **Transtorno de ajustamento** – transtorno reacional com sintomas emocionais decorrentes de situações traumáticas causadas por estressores de baixa magnitude.

- **Transtorno de aprendizagem** – comprometimento precoce da fala e da linguagem acompanhado de múltiplos problemas, tais como dificuldade de leitura e de soletrar, anormalidades em relacionamentos interpessoais e transtornos emocionais e de omportamento.

- **Transtorno de conduta** – transtorno caracterizado por conduta antissocial, agressividade e comportamento desafiador persistente.

- **Transtorno de estresse pós-traumático** – revivências do evento traumático, com duração da perturbação superior a 1 mês.

- **Transtorno de personalidade** – comprometimento grave do caráter e dos comportamentos do indivíduo envolvendo a personalidade como um todo e quase sempre associado à ruptura das regras da boa convivência social.

- **Transtorno depressivo** – transtorno caracterizado por rebaixamento do humor, perda de interesse pelas coisa, baixa autoestima, tristeza; pode ser leve, moderado ou grave.

- **Transtorno do ciclo menstrual** – transtorno mental transitório que ocorre durante e após o ciclo menstrual da mulher, com diferentes alterações da cognição, do humor e do comportamento.

- **Travestismo de duplo papel** – desejo de desfrutar a experiência temporária de ser membro do sexo oposto através do uso de roupas do sexo oposto durante parte da vida.

- **Tronco encefálico** – região do cérebro.

- **Vaginismo** – transtorno sexual caracterizado por espasmo dos músculos que circundam a vagina, causando a oclusão da abertura vaginal e tornando a penetração do pênis impossível ou dolorosa.

- **Vias aferentes** – nervos que conduzem estímulos em direção aos centros nervosos.

- **Vígil** – presença de atividade cerebral que não o sono.

Referências Bibliográficas

REFERÊNCIAS BIBLIOGRÁFICAS

1. AKISKAL, H. S.; CASSANO, G. B. Dysthimia and Spectrum of chronic depressions. New York: Guilford Press, 1997.
2. ALI, Sami. Corpo Imaginário. São Paulo: Artes Médicas, 1993.
3. ALONSO FERNANDES, F. Fundamentos De La Psiquiatria Actual. Madrid: Paz Montalvo, vol. 1, 1977.
4. AMERICAN PSYCHIATRIC ASSOCIATION, APA. Diagnostic and Statistical Manual of Mental Disorders. 3 ed., (DSM-III-R), Washington: APA, 1987.
5. AMERICAN PSYCHIATRIC ASSOCIATION, APA. Diagnostic and Statistical Manual of Mental Disorders. 4 ed., (DSM-IV), Washington: APA, 1994.
6. BALLONE, G. J. Atenção e Memória, in http://www.psiqweb.med.br/cursos/memória.html, 1999.
7. BALLONE, G. J. Inteligência, in http://www.psiqweb.med.br/cursos/memoria. html, 1999.
8. BALLONE, G. J. Personalidade Introvertida, in http://www.psiqweb.med.br/cursos/memória.html, 1999.
9. BALLONE, G. J. Linguagem: Curso de Psicopatologia, in http://www.psiqweb.med.br/cursos/linguag.html.
10. BALLONE, G. J. Linguagem – 2, in http://www.psiqweb.med.br/cursos/linguag.html, 2001.
11. BASTOS, C. L. Manual do exame psíquico: uma introdução prática à psicopatologia. – 3. ed. – Rio de Janeiro: Revinter, 2011. 351p
12. BASTOS, C. L. Manual do exame psíquico: uma introdução prática à psicopatologia. Rio de Janeiro: Revinter, 1997
13. BETARRELO, Sérgio Viera (Org). Perspectivas Psicodinâmicas em Psiquiatria. São Paulo : Lemos editorial, 1998.
14. BERRIOS, G. E. Phenomenology and psycho pathology: was ther ever a relationship? Compr Psychiatry. 1993; 34(4): 213-20.
15. BLEULER, E. Psiquiatria. Rio de Janeiro: Guanabara, Koogan,1985.
16. BIANCO, F. Manual Diagnóstico das Doenças em Sexologia. Rio de Janeiro: MEDSI, 1994.
17. BUENO, J. R. Transtorno do Sono e suas Relações com as Funções Cognitivas. Inform. Psiq. 18 (13) 1999. p. 70-74.
18. CABALEIRO-GOAS, M. Temas psiquiátricos: algunas cuestiones psicopatológicas generales. Madri: Paz Montalvo; 1966.
19. CASTILLO, A.R.G.L.; CASTILLO, J.C.R. Neuroimagem em Transtorno Obsessivo: Compulsivo. Rev. Psiquiat. Clin. 23(1). 1996. p. 25-31.
20. CHRISTODOLOU G. N. Delusional hyperidentifacions of the Frégoli – type organic pathogenic. Acta Psychiatr Scand 54: 1976; P.305-14.
21. CORDÁS, Taki Athanássios et al. Bulimia Nervosa: Diagnóstico e Proposta de Tratamento. São Paulo: Lemos Editorial, 1998.
22. CORDÁS, Táki Athanássios. Distimia – Do Mau Humor ao Mal do Humor: Diagnóstico e Tratamento. Porto Alegre: Artes Médicas, 1997.

23. CORREIA, D.T. Manual de Psicopatologia. Lisboa: Lidei, 2013.
24. CHENIAUX, E. manual de psicopatologia – 4.ed – Rio de Janeiro: Guanabara Koogan, 2014
25. DALGALARRONDO, Paulo. Psicopatologia e Semiologia dos Transtornos Mentais. Porto Alegre: Artes Médicas Sul, 2000.
26. DALGALARRONDO, Paulo. Psicopatologia e Semiologia dos Transtornos Mentais – 2. ed. – Porto Alegre: Artmed, 2008. 440p.
27. DE OUROFINO, V.T.A.T.(2007). Características intelectuais, emocionais e sociais do aluno com altas habüidades/superdotação. Ministério da educação Secretaria da Educação Especial, 41.
28. DE OLIVEIRA, C.S. & Neto, F.L. (2003). Suicidio entre povos indíginas: um panorama estatístico brasileiro. Revista de Psiquiatria Clinica, 30(1), 4-10.
29. DAMÁSIO, António. O mistério da consciência. São Paulo: Companhia Das Letras, 2000.
30. DELAY, J.; PICHOT, P. Manual de Psicologia. Rio de Janeiro: Guanabara, Koogan Masson & Cia, 1973.
31. DELGADO, H. Curso de Psiquiatria: Psicopatologia. Barcelona: Cientifico Médica, vol. 1, 1969.
32. DSM-III – R. Manual de Diagnóstico e Estatísticas dos Distúrbios Mentais. 3 ed. Revista. American Psychiatric Association. Trad. Ed. Manole Ltda. São Paulo, 1989.
33. DSM-IV Manual Diagnóstico e Estatístico dos Transtornos Mentais. Trad. De Dorgival Caetano. 4 ed. Porto Alegre: Artes Médicas, 1995.
34. DUAILIBI, R. Duailibi das Citações. São Paulo: Mandarim,2000.
35. DUBOVSKY, S. L.; DUBOVSKY, A. N. Transtornos do Humor. Porto Alegre: Artmed, 2004.
36. EY, H,; BERNARD, P.; BRISSET, C. H. Tratado de Psiquiatria. 2 ed., Barcelona: Toray Masson, 1969.
37. FADIMAN, J.; HARBRA, R. F. Teorias da Personalidade. Rio de Janeiro: Zahar, 1980.
38. FALCÃO, Hilda Torres e BARRETO, Maria Auxiliadora Motta. Breve histórico da psicomotricidade. Ensino, Saúde e Ambiente, v.2 n.2 p.84-96 agosto 2009. ISSN 1983-7011 – Revista Eletrônica do Mestrado Profissio – nal em Ensino de Ciências da Saúde e do Ambiente.
39. FLAHERTY, J.A.; DAVIS, J. M.; JANICAK, P. G. Psiquiatria: Diagnóstico e Tratamento. Trad. BAPTISTA, D. 2ed., Porto Alegre: Artes Médicas,1995.
40. FRANCES, R. J.; FRANKLIN, J. E. Concise Guide to Treatment of Alcoholism and Addictions. Washington: American Psychiatric Press, 1989.
41. GARFINKEL, D. B.; CARLSON, G.; WELLER, E. Transtornos Psiquiátricos na Infância e Adolescência. Porto Alegre: Artes Médicas, 1992.
42. GRAEFF, F. G.; BRANDÃO, M. L. Neuropsicologia das Doenças Mentais. 4 ed., São Paulo: Lemos Editorial, s/d.

43. JASPER, K. Psicopatologia Geral. Rio de Janeiro: Atheneu, 1979.
44. KANDEL, Eric R... [et al] – Princípios de neurociências; tradução: Ana Maria Severo Rodrigues [et al]; revisão técnica: Carla Dalmaz, Jorge Alberto Quillfeldt. – 5.ed – Porto Alegre: AMGH, 2014 .
45. KAPLAN, H. I.; SADOCK, B. J. Tratado de Psiquiatria. 6 ed. Porto Alegre: Artes Médicas, vol. 1, 2, 3, 1999.
46. KELLNER, R. Psychosomatic Syndromes and Somatic Symtoms. Washington: American Psychiatric Press, 1991.
47. KOPELMAN, M. D. The Korsakoff Syndrome. British Journal of Psychiatry 166. 1995. p. 154-173.
48. KRAEPELIN, E. La Demencia Precoz. Buenos Aires: Polemos (1913) 1996.
49. LAFER, BENY et al. Depressão No Ciclo da Vida. Porto Alegre: Artmed Editora, 2000.
50. LEME LOPES, J. Diagnóstico em Psiquiatria. Rio de Janeiro: Cultura Médica, 1990.
51. LENT, R. Cem Bilhões de Neurônios: Conceitos Fundamentais da Neurociência. São Paulo: Atheneu, 2001.
52. LOPES, G. et al. Patologia e Terapia Sexual. Rio de Janeiro: Medsi, 1994.
53. LOUZÃ NETO, M. R. Convivendo com a Esquizofrenia: Um guia para Pacientes e Familiares. São Paulo: Lemos Editorial, 1996.
54. MACKINNON, R. A.; MICHELS, R. A Entrevista Psiquiátrica na Prática Clínica. Porto Alegre: Artes Médicas, 1987.
55. MACKINNON, R. A.; YUDOFSKY, S. C. A Avaliação Psiquiátrica. Porto Alegre: Artes Médicas, 1988.
56. MADALENA, J. C. Lições de Psiquiatria. 2 ed. São Paulo: Editora Mestre Jou, 1981.
57. MARINHO, V. M. et al. A Depressão de Inicio Tardio é Preditor de Demência? J. Brás. Psiq. 47(11). 1988. p. 575-582.
58. MAYER GROSS, W. et al. Psiquiatria Clinica. São Paulo: Mestre Jou, 1976.
59. MELO, A. L. N. de. Psiquiatria. 2vol., Rio de Janeiro: Civilização Brasileira, Fename, 1979.
60. MELLO, C.A. Teoria da percepção visual. Disponível em: <http://www.cin.ufpe.br/~cabm/visão/PV_Aula04_Teorias.pdf> acesso em 14.out.2014.
61. MILNER, B.; SQUIRE, L. R.; KANDEL, E. R. "Cognitive Neuroscience and the Study of Memory ". Neuron 20. 1998. p. 445-468.
62. MIRA Y LOPES, E. Psicología Geral. São Paulo: Melhoramentos, 1974.
63. MONEDERO, C. Psicopatologia Geral. Madrid: Biblioteca Nueva, 1973.
64. MORENO, D. H.; MORENO, R. A. Depressão Resistente a Tratamento: Proposta e Abordagem. J. Brás. Psiq. 42(supl. 1). 1993. p. 415-453.
65. MORENO, D. H.; MACEDO SOARES, M. B. Neuroquimica das Depressões. J. Brás. Psiq. 40(supl. 1). 1991. p. 155-205.
66. MORENO, D. H.; MORENO, R. A. Transtorno Bipolar do Humor. São Paulo: Lemos, 2002.
67. MUNJACK, D. J.; OZIEL, L. J. Sexologia: Diagnóstico e Tratamento. Rio de Janeiro: Livraria Atheneu, 1984.

68. NARDI, A.E. Questões Atuais Sobre Depressão. São Paulo: Lemos Editorial, 1998.
69. NARDI, A. E. Transtorno de Ansiedade: Fobia Social – A Timidez Patológica. Rio de Janeiro: Medsi, 2000.
70. NOGUEIRA, M. et al. Diagnóstico Psiquiátrico: Um Guia. São Paulo: Lemos, 2002.
71. PAIM, I. Curso de Psicopatologia. 2 ed. São Paulo: Pedagógica e Universitária, 1993.
72. PAPALIA, D; OLDS, S. O Mundo da Criança: da Infância à Adolescência. São Paulo: McGrawhill do Brasil, 1981.
73. PEREIRA, M. E. C. Contribuição à Psicopatologia dos Ataques de Pânico. São Paulo: Lemos, 1997.
74. PEREIRA JR. A Percepção do tempo em Husserl, Trans/Form/Ação, São Paulo, 13:73-83,1990
75. PFEIFFER, M. L. O Problema da Identidade na Esquizofrenia. Temas: v. 29, nº 56-57. 1999. p. 31-43.
76. PONTES, Cleto Brasileiro. Psiquiatria: Conceitos e Práticas. 2 ed., São Paulo: Lemos Editorial, 1998.
77. RAMADAN, Z. B. A. A Histeria. São Paulo: Ática, 1985.
78. RAMOS, S. P.; BERTOLOTE, J. M. Alcoolismo Hoje. Porto Alegre: Artes Médicas, 1997.
79. REIMÃO, R. Medicina do Sono. São Paulo: Lemos Editorial, 1999.
80. RESEM, M. G. F.S. et alli. Sistema Serotoninérgico: Receptores e Respostas Funcionais. Inform. Psiq. 18(3). 1999. p. 84-86.
81. RUIZ RUIZ, M. El Enfermo Hipocondríaco. Barcelona: Editorial Espaxs, Publicaciones Medicas, 1977.
82. SALLES, J.C.P. Os superdotados – diagnóstico e orientações – 2.ed. – São Paulo: Alvorada 1982. 129p
83. SANCHES. T.G. et al. Alucinação musical associado à perda auditiva. Arq. Neuro-Psiquitr. 2011, vol 69, no.2b, p.395-400. ISSN 0004-282x
84. SANTOS, N.A;SIMAS,M.L.B. Percepção e Processamento Visual da Forma: Discutindo Modelos Teóricos Atuais em psicologia: Reflexo e Crítica, v.14, n.1, p.157-166, 2001. Disponível em <http://viv.v:scielo.br/pdf/ prc/v14n115215.pdf> Acesso em: 20.nov.
85. SISTEMA DE AVALIAÇÃO DE TESTES PSICOLÓGICOS. Disponível em: <http://satepsi.cfp.org.brilistaTeste.cfm?status=1> Acesso em 01.0ut.2014 >
86. SÁ MIRANDA, L. S. J. Compêndio de Psiquiatria & Semiologia Psiquiátrica. Porto Alegre: Artmed, 2001.
87. SCHARFETTER, C. Introdução à psicopatologia geral. 2ª ed. Lisboa: Climepsi; 1999.
88. SCHNEIDER, K. Lãs Personalidades Psicopáticas. Madrid: Ediciones Morata, 1950.

89. SCHENEIDER, K. Psicopatologia Clinica. São Paulo: Mestre Jou, 1976.
90. SHIRAKAWA, I. et al. (Org.). O Desafio da Esquizofrenia. São Paulo: Lemos Editorial,1998.
91. SHIRAKAWA, I. O Ajustamento Social na Esquizofrenia. 3 ed. São Paulo: Lemos Editorial, 1999.
92. SOUZA, J. C.; GUIMARÃES, L. A. M. Insônia e Qualidade de Vida. Campo Grande: Editora UCDB, 1999.
93. SPOERRI, T. Compêndio de Psiquiatria. Rio de Janeiro: Atheneu, 1972.
94. SULTZER, D. Letal: A comparison of psychiatric symptoms in vascular dementia and Alzheimer's disease. Am J. Psychiatry 150: 1993; p. 1806-1812.
95. THEOPHILO, R. Ensaio Panorâmico sobre a Intuição, in www.psicologia.org.br, 1999.
96. VALLEJO NÁGERA, A. Propedéutica Clínica Psiquiatrica. Madrid: Labor, 1944.
97. WORLD HEALTH ORGANIZATION. Classificação dos Transtornos Mentais e do Comportamento. CID-10. Porto Alegre: Artes Médicas, 1993.
98. YUDOSFSKY, S. C.; HALES, R. E. Compêndio de Neuropsiquiatria. Porto Alegre: Artes Médicas,1996.
99. ZUARDI, A. W.; GORENSTEIN, C.; ANDRADE, L. H. S. G. Escalas de Avaliação Clínica em Psiquiatria e Psicofarmacologia. São Paulo: Lemos, 2000.